Spend each day
WITH YOU

肿瘤疾病希望之光

——陪你度过每一天

编著　许健清

东南大学出版社
SOUTHEAST UNIVERSITY PRESS
·南京·

图书在版编目（CIP）数据

肿瘤疾病希望之光：陪你度过每一天 / 许健清编

著 . —南京：东南大学出版社，2018.4

ISBN 978-7-5641-7710-2

Ⅰ . ①肿⋯ Ⅱ . ①许⋯ Ⅲ . ①乳腺癌 – 治疗

②乳腺癌 – 护理 Ⅳ . ① R737.905 ② R473.73

中国版本图书馆 CIP 数据核字（2018）第 069056 号

肿瘤疾病希望之光——陪你度过每一天

出版发行	东南大学出版社	
出 版 人	江建中	
社　　址	南京市四牌楼 2 号（邮编 210096）	
印　　刷	江苏扬中印刷有限公司	
经　　销	新华书店	
开　　本	787 mm × 960 mm　1/16	
印　　张	15.75	
字　　数	260 千字	
版 印 次	2018 年 5 月第 1 版　2018 年 5 月第 1 次印刷	
书　　号	ISBN 978-7-5641-7710-2	
定　　价	50.00 元	

* 东大版图书若有印装质量问题，请直接与营销部调换。电话：025-83791830

致谢

在这里真诚地感谢：

首先要感谢江苏省人民医院王水教授，及其领导的团队的精湛医术和高尚医风，给了我夫人第二次生命，特别是在我夫人结束近半年的医院规范治疗出院时，王水教授真诚地嘱咐我们："你们很幸运，夫人在医院接受了最好的治疗……但这仅占疾病康复的三分之一，还有三分之二，一是患者精神情绪的调整，二是患者生活饮食的调整，这些一样非常重要，这要靠你们患者和家人共同来努力……"一番智者赠言，真是难能可贵，这是贵人给我夫人指明的一条真正的康复之路，使我们从迷惘中醒悟：当前医学界对肿瘤患者普遍采用的规范治疗，可以摘除病灶，控制病情，但真正的康复除了恰当的医学治疗外，还需要患者和家人长期从生活的方方面面精心调理。

同时要感谢钟南山院士，钟南山院士在生物医学博士曾志锋所著《人体康复手册》一书的序言中告诉人们："获得健康的最佳途径莫过于把自己变成一个自我保健的专家"。使我认清了人们要获得健康，患者要获得康复，没有侥幸、没有期待，不要把健康交给别人，要靠患者和家人改变无知，全身心地投入。

还要感谢央视11频道主持人白燕升，在一次名人专题采访中，白燕升讲述家庭不幸时说过一句话："痛苦地过不如快乐地过"，让我深有感触，他告诉每一位患者家属，在妻子遭遇不幸，家庭面临灾难时，作为丈夫，责无旁贷，应调整心态，担起丈夫的责任，勇敢面对挑战。

在这里还要感谢在治疗、康复过程中给予关心、支持和帮助的亲朋好友，社会各方，他们的良知和爱的奉献，给我们增添了战胜病魔的信心和力量，人间自有真情在。

鸣谢

在这里还要感谢在夫人治疗康复过程中，辛勤付出的专家、医务工作者；给予关心支持付出爱心的朋友；在本书编撰过程中提供资料、给予指导的专家们！

（按姓氏笔画）

丁　炜　马永华　马雯婷　王　水　王少华　李益民　李　群
刘晓安　刘德干　许慧莉　郑　伟　杭　凯　周　丽　查小明
徐昌芬　秦叔逵　黄　辉　曹洪年

序 1

乳腺癌发病率位居女性肿瘤的首位,已经成为当前社会重大公共卫生问题。由于乳腺癌疾病的筛查增加了早期病例,综合治疗提高了疗效;乳腺癌已成为疗效最佳的实体肿瘤之一。但是患者经常规治疗出院后,就以为痊愈了,万事大吉了!不!不是的!这仅仅是一个初始治疗阶段的结束,紧接着是下一个新的漫长的深入治疗阶段的开始,一不小心就会加重或复发。因此,还要减少或避免有毒物质继续进入体内,还要注意不断排出淤积在体内的一切有毒物质。不断提高机体的体质和免疫功能,防止出现并发症和肿瘤复发才是最关键的一步。

本书作者的夫人 2006 年行乳腺导管癌手术,在漫长的深入治疗和康复过程中,他与患者一起面对疾病,一起战胜病魔,经历了十年康复之路,书中的字里行间充满着对家人深深的爱,非常感人。从疾病的诊断、治疗、康复;从西医、中医、绿色自然疗法及生活方式等方面综合调理,点点滴滴总结出宝贵的经验和体会,对所有肿瘤患者及家属均有极好的、难能可贵的指导作用。

作者潜心研究了著名乳腺疾病专家、江苏省人民医院王水教授的"331 康复指南",并在南京医科大学选修了部分基础和临床医学,以及自然医学养生等课程。他虽非一名医学专业人士,但对医学知识孜孜不倦地刻苦钻研,尤其对自然医学、自然疗法的认识不断加深,并在肿瘤患者康复之路中,提出了极有价值的观点。能给予读者重要的提示和启迪,该书是一本极佳的科普读物。

大家应大力倡导自然医学,推广自然疗法,让更多人能过上健康快乐的生活。

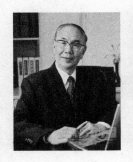
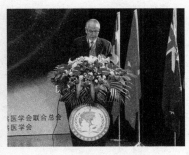
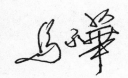

* 南京中医药大学　博士　教授　主任医师

世界自然医学会联合总会　主席

世界中医药学会联合会自然疗法研究专业委员会　副会长

美国自然医学研究院　院士　名誉院长

序 2

　　作者系乳腺癌患者的丈夫，他与妻子一起勇敢面对疾病，走出阴影，历经十年与病魔艰辛的抗争，并不断探索，不断总结，得出了宝贵的经验与体会，以崭新的生活理念，创造了新的美好生活。

　　该文全面叙述了十年的康复过程。患者肿瘤组织基因检测为 P53、Ki67 强阳性，Her2 基因高扩增，显示为高危复发人群。他们在术后遵循著名乳腺疾病专家王水教授的康复指南，不断增强体质，修复受损器官，进行综合调理，谨防疾病复发，创造了奇迹。书中所总结的经验和体会，对所有肿瘤患者及家人均有一定的指导作用。

　　该书作者非医学专业人士，但他潜心研究了王水教授的康复指南，并在南京医科大学选修了相关基础和临床课程，刻苦钻研，对肿瘤患者康复过程中如何达到临床治愈提出了极具价值的观点，给予读者重要启迪。同时给医学工作者提出一个值得深思的问题——通过全方位调理，配合适当的治疗，肿瘤所表达的基因是否能被抑制与逆转，这将是一个全新的课题。

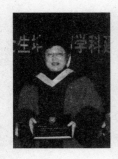 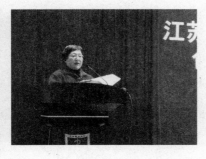

徐昌芬

* 南京医科大学组织胚胎学教授
　南京医科大学博士生导师

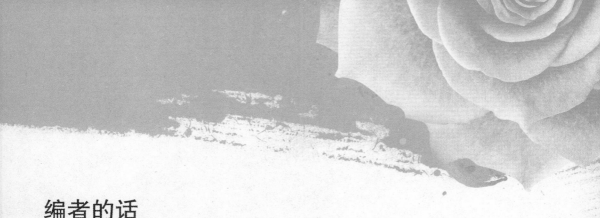

编者的话

本书站在一个乳腺肿瘤患者家人的角度，在与患者一道面对疾病，历经数年与病魔抗争的艰辛探索，感悟到了一些道理，告诫广大女性朋友及家人，应如何珍爱生命、避免失误、远离灾难，而万一灾难降临，则应如何走出恐惧、振作精神、勇敢面对挑战，以全新的生活理念，开创新的美好生活。

书中很多感悟来自很多血的教训，因为无知，而陷入了泥潭，又因为振作，正一步步穿越这个泥潭。

希望每一位已与此有关联的女性朋友及家人能从本书中有所受益，尽快摆脱精神压力，好好把握自己，振作精神，走好面临的每一步，生命还掌握在自己手中；希望每一位存有隐患的女性朋友消除一切思想顾虑，勇敢面对，积极主动，不要延误了最佳治疗期；希望每一位健康的女性朋友都能从本书中有所认知，有所得益，感谢上帝赋予你一个美妙的女性身体，要增强健康意识，改变无知，学会用现代医学来保护好自己的身体。生命是宝贵的，生活是美好的，好好珍爱生命，好好享受生活。

本书经历了五年时间的酝酿、三个撰写阶段。最初仅是为配合患者的治疗康复，广泛获取各方信息，收集整理为我所用，几年来从中得到很多宝贵的临床信息、医学理论，弄懂了很多与疾病相关的知识，得到了很多有价值的经验方法，为疾病的有效治疗及五年的成功康复起到了十分有价值的作用。第二阶段是在广泛收集信息的过程中，也看到不少负面信息，从网上看到很多与此病有关联的女性朋友，还像我们当初一样无知，处在迷茫中不知所措出现失误，当时在网上虽然也发过一些帖子并得到读者的好评，但确因没有太多时间，也因为我们自己还没有闯过五年关，没有太多的底气，无力相助，同时眼看着身边曾一道治疗的患者，一个个复发、一个个离去，这种压力迫使我决意首先必须尽全力在我夫人身上创造奇迹，并由此萌生了一种强烈的社会责任感。第三阶段是受北京电视台一位编导的启示，这位编导在罹患乳腺疾病后发挥她的专业优势和能力，以忘我的大无谓精神，真实记录下了疾病治疗的全过程，以及自己在疾病治疗过程中的种种感受，为医学临床积累了一份有价值的临床资料，为社会发挥了很好的公益作用。我想，如从患者家人的角度，有与患者朝夕相伴"爬雪山、过草地"，一道挑战疾病的经历，应该更可以以多视角更全面真实地反映患者从疾病的诊断到康复，从西医、中医的治疗到生活综合治理的全过程。带着这一想法，几年来我亲身陪伴一个体况复杂、病情严重的肿瘤患者，成功经历了西医的规范治疗，并在"331康复指南"的指导下突破常规，成功走过了五年康复之路。从中摸索到了为什么很多早期肿瘤患者会匆匆离去，而有些中晚期肿瘤患者却能健康活着的奥秘。证明一个道理：乳腺肿瘤疾病的治疗康复，除必须要有医术高明的专家精心治疗、要有患者坚强的毅力勇敢面对，更重要的是需要家人（丈夫）的全身心投入，这是必不可少致关重要的。通过本书，让这一切告知更多的迷茫者，让"331康复指南"惠及天下更多的肿瘤疾病患者。

本书不求文体，没有像小说一样的惊险，也没有像散文一样的抒情，仅是力求将五年来收集整理的信息，亲身的经历、体会和认识真实地传递给阅者，因此不希望对肿瘤无关注的人群翻阅，以免造成压抑和惊恐。本书仅供关注肿瘤、乳腺疾病的朋友参阅，希望从中有所得益。本书中部分内容及所涉及的问题（仅是个人亲身经历），医务人员因受到行业规则的约束，不便写；患者因不能再经受那不堪回首的伤痛，不可写；因未经受挑战没有亲身感受，无法写。只有与患者朝夕相伴的家人，共同饱受这场灾难的煎熬，可以写。笔者只有救治生命的唯一乞求而没有太多的顾忌。本书虽然是以乳腺肿瘤患者为例而写，但"331康复指南"适用于各类肿瘤患者,它是所有肿瘤患者重获新生的唯一途径和希望。阅读本书的朋友,不论你或是亲朋或是好友,不论处于诊断期、治疗期、康复期,以及每一位寻求健康长寿的朋友,相信都会从本书中获取有益的信息。

本人是一名科技工作者,中国发明协会会员,获得过十多项国家专利,四次获得当地政府颁发的科技成果奖,因为多年从事科技工作,造就了勤于探索的性格,面对从天而降的这场灾难,在极度的沮丧和迷惘后很快清醒地认识到这场灾难的严酷,及时舍弃了手上的一切工作,决心将肿瘤疾病、乳腺癌患者的康复视为今后探索的一个课题。人生的最大价值莫过于能探索出一条救治危难中生命的路途。几年来,在潜心研究王水教授赠给我们的"331康复指南",认真领悟其中的道理,全面调整我们的生活,患者平安走过的五年康复之路中,已让我们初步感受到它放射出的希望之光。展望未来,康复路任重而道远,艰难而又让人充满希望,希望更多的朋友一道来深入领悟,共同探寻疾病康复治愈的曙光。

人生坎坷、社会万象,这不寻常的五年,所听到、所看到、所经历的一切,丰富了我的人生,也丰富了我笔下的素材。书中收集了很多医学专家的至理名言,字字千金,书中每个章节针对某一问题,基本都有理论、有临床依据,有我们的做法、效果,有感悟、认识,能让阅览本书的朋友方便地从中得到所需要的信息和知识。因本人非医务专业人员,为了疾病康复,多年来一直坚持在南京医科大学省老年大学医学院学习多学科医学知识,寻找医学论据,纠正践行中的误区,受益匪浅,为疾病康复保驾护航。本书所写内容仅是个人的经历和体会,不当和谬误在所难免,乞望阅者及医务工作者不吝赐教指正。

编者
2018 年 1 月

目　录

第一章

不治之症的曙光

第一章　不治之症的曙光

　　自从癌在医学界出现，与人的生命相关联，医学界的结论就定位于"不治之症"，人们普遍的认识也是癌症无药可治，因此当人们听到癌，总会不由地不寒而栗、毛骨悚然、"闻癌色变"，与谁沾上边都会精神崩溃，预示着一个家庭将面临死亡的挑战，将可能遭遇人财两空、家破人亡的厄运……再刚强的人在癌症面前也会表现出极度的恐惧与沮丧，因为癌症每年都要夺去数以万计人的生命。

　　难道科学如此发达、医学如此先进的当前社会，在癌症面前都无能为力吗？尽管全世界的医学专家都在从不同的方面奋力追寻这把金钥匙，很多先进的医疗手段在进入临床应用，很多先进药物在不断问世，确实也有很多不同类型、不同症期的癌症患者得到可喜的治疗和康复，患者的生存期和生存质量在不断改善，但医学临床上至今仍没有癌症患者可完全治愈的结论。美国是世界上公认现代医学（西医）最发达的国家，但癌症仍然是困扰美国人的头号疾病。1971 年，尼克松总统不惜巨资，发起了声势浩大的"抗癌战争"，并信心百倍地宣称，美国将在 5 年之内，在 1976 年美国国庆 200 周年时，攻克癌症。但持续了长达 30 年的"抗癌战争"使美国在癌症研究方面花费了数千亿美元，在癌症治疗方面花费了近万亿美元，其结果只是取得了"有限的进步"，仍然有 700 多万人死于癌症。由此可见，目前以西方医学理论为基础，以手术、化疗、放疗等为规范治疗模式的现代医学还没有真正攻克癌症。

　　但是，不少媒体信息显示以及耳闻目睹我们身边，确实存在着另一个事实，曾被医院、医生诊断为已是癌症晚期，甚至只能存活几个月的患者，却能奇迹般地生存数年、数十年,有的甚至比患病前还要健康,这又让我们看到了一束希望的曙光。

伴随我们五年不寻常的经历,书中收录了部分与我们有过接触交流的病友,还有从媒体信息中收录的真实病例,有的令人庆幸,有的令人叹息,在这里介绍给朋友们,她们中:

有的因为主动果断,非常幸运地与灾难擦肩而过,仍然过着快乐幸福的生活;

有的因为诊断过程中的种种失误,而痛失最佳治疗期惨遭不幸;

有的因为治疗康复过程中把控得当,而幸运地闯过了五年大关;

有的因为治疗康复过程中频频出现失误最后酿成悲剧;

有的因为自己的无知、丈夫的失责而导致病情进展最后丧失生命;

有的因为患者坚强的信念、顽强的精神而能道道闯关,迎到希望的曙光。

书中以"病例"归属与我们有过正面交流的乳腺病友;以"另例"归属我们耳闻目睹发生在身边的另类肿病患者;以"实例"归属一些特殊的另类肿瘤病例。相信每一位处于迷惘中的朋友都能从中探索到希望的曙光。

病例1　第四章中

这是一位60多岁十分幸运的乳腺癌患者,因为自己积极主动、明智果断而与灾难擦肩而过。

病例2　第四章中

这是一位由于院方负责,检查发现后及时收治,早发现早治疗,成功幸运的乳腺癌病例。

病例3　第四章中

这是一位30多岁HER阳性的年轻乳腺癌患者,因为治疗及时得当、自己坚强地与命运抗争而转危为安的幸运病例。

病例4　第四章中

这是一位被钼靶检查否定,经B超两次检查确认并及时接受治疗的非常幸运的早期乳腺癌患者。

病例 5　第四章、第五章中

这是一位因为自己的无知、丈夫的失责、医生的误诊,在诊断、治疗过程中频频失误,最后丧失生命的乳腺癌病例。

病例 6　第四章中

这是一位因院方医务人员轻率失责,误将早期症兆诊为乳腺增生,没有及早收治,最后痛失治疗机会的乳腺癌病例。

病例 7　第五章中

这是一位在治疗过程中因为院方医务人员轻率失责频频失误,丧失治疗机会,最后酿成悲剧的乳腺癌患者。

病例 8　第六章中

这是一位对病理报告中 HER 指标定性不严谨,致使治疗期、康复期的治疗总像罩着一层迷雾,在康复期受尽药物治疗的煎熬,最后还是丧失生命的乳腺癌患者。

病例 9　第八章中

这是一位乳腺癌患者,复发转移后采用自然疗法获得成功的病例。

另例 1　第五章中

这是一例肠癌患者,因丈夫无知失责、精神崩溃放弃治疗,导致妻子过早离世的惨痛病例。

另例 2　第六章中

这是一位身患淋巴癌的男性患者,因妻子的无知,在丈夫平安闯过四年关后,放任生活而复发离世的不幸患者。

另例 3 第十一章中

这是一位身患肺癌的女性患者,因婆媳关系恶劣,长期精神压抑,在愤恨和疾病痛苦中受尽煎熬,悲惨离世的不幸患者。

实例 1 第七章中

这是一位通过中医望、闻、问、切早期发现胃癌的幸运者。

实例 2 第七章中

这是一位通过中医望、闻、问、切早期发现胃癌复发征象的幸运患者。

实例 3 第七章中

这是一位通过中医望、闻、问、切早期发现妇科肿瘤病灶的幸运者。

实例 4 第八章中

这是一位 70 多岁患肠癌中晚期的患者,在手术治疗后未按常规进行化放疗,而彻底改变生活采用综合自然疗法,十年后癌细胞神奇消失的成功病例。

实例 5 第八章中

这是一位胃癌晚期放弃治疗,坦然面对,接受自然生食疗法获得成功的个例。

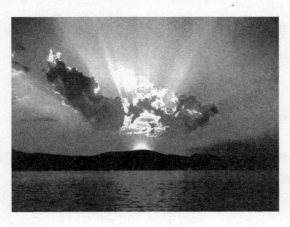

第二章
不治之症的可治愈途径

第二章　不治之症的可治愈途径

本章是告诉朋友们，我们五年实践初步得到证明的一条康复之路，是疾病康复的唯一途径，是肿瘤患者能重获新生的希望。

有病就医，这是自古至今不容争辩的选择，因而对疾病的诊治，医学界（西医）具有绝对的主导和权威性。

癌＝不治之症，这已是历来全球医学界公认的结论。

因为命运，因为一场灾难，本人不得不与癌症关联，不得不从过去对医学、对肿瘤疾病的一无所知，一步步走近这一领域。几年来，通过大量国内外资料信息的查阅分析，与众多患者的接触交流，以及以一个患者家人的身份全方位地陪伴患者数年，潜心领悟王院长的嘱咐，共同挑战病魔、探索疾病康复的经历，使我渐渐感悟到：

（1）癌症有别于其他疾病，是一种超出西医病因学范畴的细胞性疾病。

（2）癌症是不可能仅仅依靠医学（西医）途径就能完全治愈的疾病。

（3）癌症是一种可望通过医疗（中西配合）途径及体内环境综合治理实现治愈的疾病。

那么，如何才能通过医疗途径及体内环境综合治理，实现肿瘤患者的康复治愈呢？

在我夫人结束近半年医院规范治疗出院时，江苏省人民医院院长王水教授真诚地嘱咐我们："你们很幸运，夫人在医院接受了最好的治疗……但这仅占疾病康复的三分之一，还有三分之二，一是患者精神情绪的调整，二是患者生活饮食的调整，这些同样非常重要，这要靠患者和家人共同来努力……"王院长这一番嘱咐，使我从迷惘中猛然醒悟,当前医学界对肿瘤患者普遍采用的规范治疗,可以摘除病灶,控制病情,但并不等于疾病的康复。几年来,我潜心研究王院长的嘱咐,认真领悟其中的道理,全面调整我们的生活,有专家讲"患了乳腺癌,则必须从此改变你的生活"。还有专家把肿瘤患者的康复比喻成一场革命,需要患者及家人为此奋斗终生。这就是告诉人们,癌症并非就无可治愈,应该还是"可治之症",只是这种治,并非仅指医学(西医)途径的规范治疗,而是包括西医加中医的配合治疗,同时还需要患者家人针对患者体内环境进行长期全面的综合治理,从生活的方方面面精心调理。这些是贵人在关键时刻给我们指明的唯一有望能使患者重获新生的康复之路。

我国古代医学宝典《黄帝内经》告诉我们:一个生存在自然环境中的生命体,一切符合自然法则,那么生命体内部的各脏器功能自然就会平衡,即"阴阳五行平衡",人即不会生病。

佛学认为:人的身体是一个完整的小宇宙,万法俱足,何需外求,只要平心静气,心无杂念,给身体一个安祥平静的空间、足够的养分,它自有去除疾病的妙法。

中医理论告诉我们:人体与生俱来就具有着非常完善的生理平衡系统和十分强大的自愈修复功能,每时每刻都在调整身体内环境的平衡,修复身体各器官组织因外来因素遭受的侵害和造成的损伤,保持人体的健康状态。

由此可知,保持人体生理平衡是一个人健康状态的综合体现,也是肿瘤患者能够真正康复的唯一途径。

一、肿瘤患者康复的唯一途径

医学研究已证明,乳腺癌疾病(包括多种肿瘤疾病)主要源于身体长期生理失衡所致,而生理失衡又源于:

(1)非自然状态的生存环境;

(2)违背生理的行为及不健康的生活习俗;

(3)过分压抑扭曲的心理和不健康的精神情绪。

如何实现乳腺癌(肿瘤)患者体内的生理平衡?从对王院长嘱咐中三个三分之一的潜心领会,我悟到了其中的奥秘,五年来我将它视为是指导夫人实现康复的"331康复指南"。它告诉我们:中西医结合的医学治疗、精神情绪的调整、生活饮食的调整（以下简称"331 康复指南"），是乳腺癌（肿瘤）患者能够真正实现体内生理平衡、身体康复的唯一有效途径和希望。

　　"331 康复指南"所包涵的三个方面，就像支承着人体生理平台的三大支柱（见图 2.1），呈三足鼎立之势，只有这三个支柱同时协调配合（得法、到位），才能使这个平台保持平衡状态。

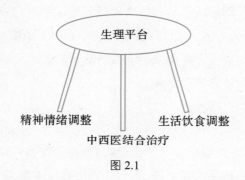

图 2.1

　　如仅依赖其中一个支柱（医学），则不可能支承起这个平台；如三大支柱中的任一支柱不能到位，这个平台也不能保持平衡（存在疾病复发可能）。对患者和家人来讲，应将"331 康复指南"视为是拯救生命的"331 康复工程"。

　　生理平台的表现形式，形象地反映出乳腺癌（肿瘤）患者实现疾病康复的真正途径，只有让生理平台恢复平衡，让体内免疫系统恢复抑制癌细胞的功能，才是乳腺癌（肿瘤）治疗、康复的有效途径。告诉乳腺癌（肿瘤）患者，在治疗、康复过程中没有捷径可走，必须首先改变无知，针对患者个人症状及体征，在医生的指导下制订适合自己的治疗、康复方案，重整这个平台。应该说，通过医疗途径及体内环境综合治理，是有望实现肿瘤疾病的康复的。我们五年来的实践已初步证明了这一点。

　　从生理平台的表现形式可以看出，乳腺癌的治疗、康复，必须要中西医配合治疗、精神情绪调整、生活饮食调整三方面协同配合，三者同等重要，缺一不可，精神情绪调整、生活饮食调整这两方面应尽量顺应自然，依靠自然的力量，可从《黄帝内经》及另类自然疗法各学派中正确领会相关理论，吸取有益的经验方法，针对个体情况来摸索实施。

　　乳腺癌疾病不是简单的器官疾病，也不同于心脑血管疾病，而是与生命基因、生存环境、生理状态、精神状态、内分泌状态、体内免疫功能等众多复杂因素密切相关的细胞性疾病。当体内的生理平台因各种原因失去平衡，机体的免疫功能丧失抑制、杀灭癌细胞的能力，癌细胞即会在体内快速扩增并侵入已存在病变隐患的某一组织、某一器官，安营扎寨，构成现有医学手段还不能检出的初期微小病灶，如此时身体内环境没有改善，机体的免疫功能仍不能有效抑制癌细胞的快速增殖，年长日久积聚到一定量时，即形成了现有医学手段可检出的肿瘤病灶，形成伤害某一器官或组织的癌症。因此在整个治疗、康复过程中，应以西医为主要治疗手段外，必须全程辅以中医治疗，以及非常得法、到位的精神情绪、生活饮食方面的调整，全面整治身体内环境，实现体内生理平衡。

二、正确理解常规治疗

西医以其先进的医疗设施和化学合成药物，在治疗多种疾病，特别是在治疗细菌性和传染性疾病、外科手术等领域，充分体现出其优越性，更是乳腺癌（肿瘤）疾病治疗、康复过程中不可缺少的重要手段。

当症状一经确诊，即预示着一场灾难的降临，不论是处于什么症期，都不可回避地将面临一场惊心动魄、生与死的挑战。

目前西医对肿瘤的常规治疗方案主要是手术、化疗、放疗这三种，根据症状和体征，有的还要辅以内分泌治疗、生物治疗等。经过这些常规治疗，患者一般都能取得较好的治疗效果，各项体征指标也会逐步趋于正常，患者自我感觉也会不错，出院前，遵医嘱再辅以一些常规抗肿瘤药物等，这样医院的常规治疗也就到此为止了。今后患者就进入康复期了（康复期这个概念往往会引起患者的一种误解），这时患者普遍会有一种如释重负、又获新生的感觉，一切又恢复了往日的美好，错误地淡化了必须坚持继续治疗的意识，理解为今后只要遵医嘱辅以一些常规抗肿瘤药物，注意适当调整、保持定期检查就平安无事了。

但问题不是这么简单，经过如此规范的治疗，为什么不少患者出院不久（一般五年内）往往又出现复发症状，检查发现癌细胞转移、扩散了呢？

在一次新闻采访中，江苏省肿瘤医院院长唐金海教授、江苏省人民医院院长王水教授告诉记者：随着早期发现率的提高和治疗手段的进步，乳腺癌是目前治疗效果较理想的一种癌症，只要早期发现并接受治疗，5年存活率可以达9成。但是乳腺癌一旦出现复发或转移,治疗的难度就会大大增加,因为近2/3的肿瘤复发将导致癌症往边远处转移,影响到肺、骨、肝等脏器或组织,其死亡率远远高于单纯的乳腺癌本身。我们临床发现,乳腺癌术后5年之内,以术后1～3年复发风险最高,因此,对于乳腺癌患者来说,术后的持续治疗更为重要。这是两位在临床第一线,最具权威性的医疗专家透露给我们的临床信息。

据上海市抗肿瘤组织的统计资料数据显示:因癌症死亡者中,80%并不是死于手术及化疗、放疗期,而是死于结束常规治疗后的康复期。不少经过常规治疗的康复期患者讲,她们就像坐在火山口上,最怕癌细胞哪天又复发转移了,那可就是真的来下死亡通知书了。为何手术、化放疗,如此地"掘地三尺",如此地"梳篦似扫荡",癌细胞仍会死灰复燃? 这是怎么回事? 问题在哪里呢? 是手术有误? 还是化、放疗不到位?

医学研究发现:正常人体内每天都会产生数百至数千个癌细胞,但并不一定每个人都会患癌症。因为人体内免疫系统中的T细胞、B细胞、吞噬细胞、巨吞噬细胞、NK细胞等免疫细胞是专门杀灭癌细胞的体内卫士,正常人只要生理平台处于平衡状态,体内的免疫系统就有能力抑制癌细胞的扩增,使癌细胞自生自灭。但当人的生理平台因外部或内部的某种因素失去平衡,免疫系统出现了问题,免疫功能失去了战斗力,癌细胞就会趁势增殖,由每天数百、数千逐步加速到数万、数十万、数百万……增殖的同时会趁势侵入体内已存在病变隐患的某一组织、某一器官,构成现有医学手段还不能检出的初期微小病灶,经过数年甚至数十年相当长时间若干次的分化(在医学实验室条件下癌细胞每分化一次约要3个月时间),当某一微小病灶内癌细胞已分化积聚到以"亿"为单位的亿量级时,这时通过相关检查手段才会发现,即通常所说的肿瘤病灶。这时癌细胞的分裂速度会非常迅速(见第三章第三节),稍有延误就失去了最佳治疗期。而一个刚经过规范治疗进入康复期的患者,虽然已摘除了肿瘤,控制了病情,但这时一方面患者因治疗过程中手术及药物等的损伤,元气大伤,体内必然处于严重的生理失衡状态,免疫系统丧失了应有的战斗力;另一方面体内可能还有暂时因受药物抑制,处于休眠状态或隐匿在体内的微小病灶,仍可能复活,东山再起。一旦治疗结束,药物的抑制作用丧失后,这些微小病灶内的癌细胞又可能会慢慢恢复活力,不受抑制地加速分化,不用3～5年,这些微小病灶就会迅速分化为现有医学手段可检出的新病灶，即临床发现的转移病灶，这就是术后3～5年是肿瘤高复发的原因。患者一般以检查发现新病灶称为复发，实际上，患者体内的生理平台如没有修复恢复平衡，那么从常规治疗结束、药物的抑制作用丧失开始，体内就已经开始复发，而且不一定是从单体癌细胞开始分化，而可能是从肿瘤微小病灶开始继续分化，所以快的1～3年就可以扩增到可检出的程度。第三章第三节表3.1、表3.2中的数字能很清楚地反映这一过程。由此可见，乳腺癌（肿瘤）疾病并不是经过西医的常规治疗就万事大吉、可高枕无忧了，因为西医的常规治疗只能切除已形成的肿瘤病灶，只能杀灭抑制体内残存的部分癌细胞和微小病灶，而不能从根本上扭转生理平台的失衡状态，不能完全抑制患者体内癌细胞的再次形成，不能全部扫清处于休眠状态或隐匿在体内的微小病灶，这就是目前为什么西医不能完全治愈癌症的原因。这是每一位患者及家人必须充分认清的临床现实。

三、对肿瘤疾病治愈的思考

目前医学界的规范治疗并不等于肿瘤疾病的完全治愈，那么：

肿瘤疾病的可治愈途径到底在哪里？

如何才能抑制体内癌细胞的再次形成、再次分化？

如何才能从根本上扭转生理平台的失衡状态？

这是一个十分复杂，关系到多学科的医学问题。我和夫人所幸运的是，在关键时刻得到了王水院长送给我们的"331康复指南"。西医的规范治疗并不是一治终生的灵丹妙药，肿瘤疾病仅仅依靠医学（西医）途径是不可能完全治愈康复的，真正的康复是包括西医加中医的配合治疗，以及患者和家人长期从生活的方方面面进行精心调理。中华医学会钟南山院士告诉人们："获得健康的最佳途径莫过于把自己变成一个自我保健的专家。"更促使我认清了人们要获得健康，患者欲获得康复，没有侥幸，没有期待，只有靠我们自己改变无知，全身心地投入。

几年来，我们潜心研究"331康复指南"，认真领悟其中的道理，为全面调整我们的生活，进行了大量探索，并通过大量国内外资料信息的查阅分析，与各类患者的接触交流，以及陪伴患者数年，共同挑战病魔、探索疾病康复的经历，真正认识到：患者经历的常规治疗，实际上只发挥了"331康复工程"三大支柱中一大支柱的作用，出院仅仅是一个治疗阶段的结束，紧接着应是下一个新的治疗阶段的开始。在这个新的阶段，患者仍应该保持必要的中西医配合治疗，同时应全力从精神情绪、生活饮食这两大支柱上下功夫，全方位施行综合治理，"得法""到位"，充分发挥这两大支柱的协调作用，使生理平台恢复平衡，使体内免疫系统恢复正常的免疫功能。有专家指出："人若想真正战胜癌症，必须依靠人体自身免疫功能系统。别无选择。"只有重新建立起一个健康的细胞环境，这样才能防止正常细胞发生变异、微小病灶不再分化，使癌细胞、微小病灶在体内自生自灭或永远处于休眠状态，达到真正意义上的治愈。

英国著名康复专家马修·曼宁的妻子吉格也不幸身患癌症，他们陷入了人生最大的困惑中，尽管曼宁本人就是一位癌症康复专家，却依然感到陷入了"战争的泥潭"，他们通过夫妻的共同努力、正确观念和正确方法的应用，终于使吉格战胜了癌症，不仅完全康复，而且比得癌症之前还要健康，成为从疾病中使人生得到升华的典范。

原国家主席刘少奇的夫人王光美也是一位乳腺癌患者，1979年查出患有乳腺癌，治疗后5年内没有复发。但到1989年又发现肿瘤转移，经再度手术，虽治疗成功，但身体再次受到了重创。然而，王光美并没有向病魔屈服，而是改变生活观念，重新选择了适合自己的生活方式，坚持动静结合，锻炼、读书、看报、做笔记是每天必行之事。她说"病须书卷作良医"，与书作伴。她还说："确立了战胜癌魔的信心、决心、恒心，有了这三心，癌魔夺取我的生命就会失去信心"。84岁时王光美依然耳聪目明，举止干练，思维敏捷，健康开朗，还从事不少社会工作。2006年10月，王光美因为肺心病，肺、心、肾等生理机能严重衰竭而去世，享年85岁。

蒋介石先生的夫人宋美龄，1967年被诊断患有乳腺癌，并先后两次做了乳房手术。然而，她面对疾病却能泰然处之。1996年，宋美龄在答记者问时说道："上帝让我活着，我不敢轻易去死，上帝让我去死，我决不苟且地活着。"2003年宋美龄在美国去世，享年106岁，创造了乳腺癌患者跨越三个世纪的生命传奇。这些名人、名流身患疾病后的心态及言行，值得我们凡人好好学习，她们患病后的心理非常阳光、非常健康，以至于肉体上的疾病与痛苦成为不值一提的小疴！人必有生死，一切要坦然，上帝对我们是公平的，不因为他是穷人或富人，也不因为他是凡人或名人而有所偏袒！

美国原则影视公司创始人、萨福克大学贝丝·墨菲教授，在她历经数年时间采访大量乳腺癌病例后所著的《美丽·活着》一书及同名电视剧中这样说："一旦得了乳腺癌，它将会永远地改变你的一生！"这种改变并不意味着放弃现代文明，而是遵循养生理念的健康生活，是人类追求自然生态的更高境界，相信更多的朋友会领悟"331康复指南"的内涵，勇敢接受挑战，迎接新的美好生活！

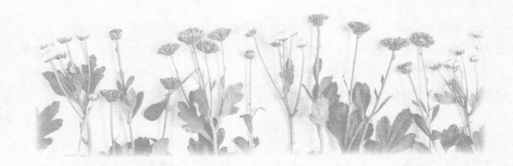

第三章

珍爱乳房　远离灾难

第三章　珍爱乳房　远离灾难

　　本章通过介绍乳腺疾病的基础知识,让女性朋友认识到关爱乳房健康的重要性。大量患者信息证明,每一位遭遇不幸的女性,最初都是因为对乳房健康知识的缺乏,因无知而导致失误、遭遇不幸。作为一名经历过灾难的患者家人,在这里真切希望每一位成年女性朋友,要懂得珍爱生命、关爱自己,要知道必须把乳房健康知识作为一项自我保健的必修课。只有改变无知,才能避免灾难,永葆健康!

　　随着社会文明程度的不断提高,乳房疾病的发病率也在直线上升,各方面的医学报道都表明,乳房疾病与现代文明有密切关联,发达国家高于不发达国家,发达地区高于不发达地区,沿海高于内地,城市高于农村,白领女性高于一般妇女……这些都已是不争的事实。世界卫生组织 2003 年 4 月公布的一份研究报告显示,乳腺癌名列全球癌症发病率第二位,每年新增大约 120 万名患者,女性一生中有 10% 的可能患上乳腺癌,我国主要城市十多年来发病率增长了 38.5%,特别是在 30 ～ 54 岁年龄组中,乳腺癌已成为威胁女性健康的"头号杀手"。

　　由此,每一位女性朋友都应该增强乳房疾病的认知意识,从自己生活的方方面面来增强防病意识。同时还要学会用现代医学介绍的自检方法、先进的医学检查手段来保护好自己的身体,用现代医学来抗御疾病的发生。

一、乳腺癌的致病因素

　　医学临床认为,乳腺癌是病灶表现在乳腺器官上的全身性疾病,乳腺癌的发生有着很多不同的形式。国内外医学临床始终在深入研究,但目前仍有很多未解之谜。乳腺癌的致病因素,根据不同资料信息的归纳分类,目前已公认的也许有数十种之多,但针对某一个具体的患者,因其不同的个人体征、生存环境和生活方式,个体致病因素往往不尽相同,也许仅是因其中的某几种因素所酿成,这就使得乳腺疾病的病因错综复杂。

中医学理论认为,乳腺疾病主要源于身体长期生理失衡所致;西医基因学理论认为,癌症的发生是因为体内抑癌基因与促癌基因失去平衡的表现。简言之,乳腺癌疾病的病因主要是:非自然状态的生存环境、违背生理的婚育行为、不健康的生活习惯、不愉悦的精神情绪等外因,导致女性体内激素水平紊乱、内分泌平衡失调、免疫系统遭破坏等内因条件所致。

临床认为乳腺癌本身就是一种激素反应性疾病。如乳房区已存有炎症、增生、肿块、肿瘤等非自然生理组织,则为处于游离状态的、因外因条件导致体内早期变异的癌细胞安营扎寨、继续扩增提供了最佳环境。 医学研究表明,雌激素刺激乳房腺体上皮细胞过度增生,是造成乳腺癌的重要原因。

二、乳腺增生与乳腺癌

乳腺疾病的初期诊断中,最容易造成误诊的是乳腺增生与乳腺癌性质的界定,很多患者都因早期的误诊而错失最佳治疗期,这是普遍存在的非常令人无奈的医疗现状。乳房区发现有异样肿块,人们往往都会自认为是乳腺增生,导致患者思想上的疏忽,非常可惜地错过疾病的最佳治疗期。

那么,乳腺增生和乳腺癌到底有什么区别呢?

现代医学认为,乳腺增生和乳腺癌在临床上都以肿块为主,在发病机制上有相似之处,而且某些乳腺增生病可以发展成乳腺癌。乳腺增生与乳腺癌虽属两种不同性质的疾病,但两者均由内分泌失调引起,而且都与雌激素水平过高有关。

流行病学认为,两者都与精神因素、婚育胎产、哺乳等因素有关,乳腺增生的发病危险因素也是乳腺癌的发病危险因素,这说明两个疾病在发病机制上有相似之处。

临床认为,任何癌种都是细胞增生的最终恶果,是细胞增生在量变的基础上发生质变,它经历了轻度增生→非典型增生(癌前病变)→细胞突变癌性增生的过程,所以仅从这个意义上看,一部分乳腺增生最终可以发展成乳腺癌。但是,由于增生的发展不是一个永不停止的过程，多数增生细胞发展到一定程度后不再继续发展，停滞在某一阶段，所以乳腺增生分为两类：一类为一般性增生，另一类为癌前增生。

上海同济大学附属同济医院乳腺外科、乳腺肿瘤防治研究中心金宗浩教授著有《乳腺增生和乳腺癌》一书，该书是论述乳腺增生和乳腺癌较具权威性的医学专著。书中讲："医学上对乳腺增生划分为 1 ～ 4 度 4 个等级，3 度以上的乳腺增生症等均有可能转变成乳腺癌。"

从以上医学观点，我们应认识到：乳腺增生本身虽然与乳腺癌属两种不同性质的疾病，但两者之间有着非常微妙复杂的关系，均是由女性内分泌失调引起，与雌激素水平过高有关，异病同源，两者之间似乎是一个发展的渐变过程，而且临床也证明有相当比例的乳腺增生可能会转变为乳腺癌。那么，对某一个已患有乳腺增生的女性来说，会不会转变为乳腺癌，可以说是埋藏在女性体内的一颗隐形炸弹，因此要密切关注，纠正生活中的不良行为，调整生理平衡，积极防治才可以预防乳腺癌的发生，切不能掉以轻心。上文中"一部分乳腺增生最终可以发展成乳腺癌，但是，由于增生的发展不是一个永不停止的过程，多数增生细胞发展到一定程度后不再继续发展，停滞在某一阶段"，这又告诉已患有乳腺增生的女性朋友，不要恐慌，要端正思想积极面对，只要生活中的不良行为得到纠正，体内的生理失衡状态得到改变，各种致癌因素得到抑制，乳腺增生就有可能不再继续发展。欲获知有关乳腺增生和乳腺癌更详尽的临床信息和医学文献，请查阅金宗浩教授的《乳腺增生和乳腺癌》一书。

三、数字话肿瘤

本节是以图表形式，分别反映各种肿瘤瘤体和癌细胞分裂的模拟数据（仅供参考，不作医学依据），仅以此让朋友们对癌细胞在体内迅速分裂有一个直观的认识，也许会使你触目惊心，但更希望能引起你的高度重视，要消除恐惧、振作精神、勇敢面对，不要无知侥幸造成延误，不要失去最佳治疗期。

肿瘤直径与癌细胞的关系

这里以直径 1 厘米的肿瘤病灶为基准，分析不同直径病灶的实际体积、相对体积倍数、在病灶内积聚的癌细胞数和相隔一定时间内平均每天癌细胞的增殖数（见表 3.1）。

表 3.1　肿瘤直径与癌细胞关系表

体内相似球体病灶				一年期增殖细胞数（亿/天）	半年期增殖细胞数（亿/天）
直径（cm）	体积（cm³）	细胞数（亿）	相对倍数		
0.1	0.000 523	0.01	1/1 000		
0.5	0.065	1.25	1/8		
1	0.523	10	1		
2	4.187	80	8	0.192	0.389
3	14.130	270	27	0.712	1.444
4	33.493	640	64	1.726	3.500
5	65.417	1250	125	3.397	6.889

球形体积计算公式：$4/3\pi r^3$

（一般影像检查报告中都以两维图像 $x \times y$ 表示，表中直径可用（$x+y$）/2 大概简便求得）

　　表 3.1 的数据表明，医学检查报告中所反映的肿瘤病灶（肿瘤体积是反映各种肿瘤症状的一项重要指标）直径大小差异，相对肿瘤体积及癌细胞数的变化是十分惊人的，以直径为 1 厘米的瘤体，临床一般认为已聚集有 10 亿个癌细胞为例：直径 0.1 厘米（1 毫米）的瘤体体积是直径 1 厘米的瘤体体积的 1/1 000，大约聚集有 100 万个癌细胞，目前通常的医学手段还不能检出；直径 0.5 厘米（5 毫米）的瘤体体积是直径 1 厘米的瘤体体积的 1/8，大约聚集有 1 亿多个癌细胞；而瘤体直径由 1 厘米增大至 2 厘米，从数字反映直径仅增大了 1 倍，但看看它的实际体积却增大了近 8 倍，而癌细胞数已由 10 亿个增加到 80 亿个，增殖了 70 亿个，多么惊人的数字！这种变化如是经历了一年时间，那么以一年 365 天平均推算，体内每天癌细胞的增殖就是 19 200 000 个，前期可能会小于这个数值，而后期（检查时）则已一定远远大于这个增殖速度；如这种变化是经历半年时间，那么体内每天癌细胞的增殖数就是 38 900 000 个。而现实当中很多患者因各种原因造成延误，往往是一年时间甚至半年时间瘤体就有可能由 1 厘米扩大到 3 厘米、4 厘米、5 厘米⋯⋯症状也就由早期迅速发展为中期、晚期了。

　　癌细胞分裂与癌细胞的关系

　　这里以数字 2 的 n 次方运算公式算出的一组等比数列（见表 3.2），可以看到癌细胞分裂次数与癌细胞增殖关系，又是一组令人惊恐的数字。

表 3.2 癌细胞分裂与癌细胞关系表

分裂次数	等比数列	癌细胞数（近似）	肿瘤体积	分裂次数	等比数列	癌细胞数（近似）	肿瘤体积（直径）
	1	1		20	1 048 576	100 万	约 0.1 厘米
1	2			21	2 097 152		
2	4			22	4 194 304		
3	8			23	8 388 608		
4	16			24	16 777 216		
5	32			25	33 554 432		
6	64			26	67 108 864		
7	128			27	134 217 728	1.3 亿	约 0.5 厘米
8	256			28	268 435 456		
9	512			29	536 870 912		
10	1 024	1 000		30	1 073 751 824	10 亿	约 1 厘米
11	2 048			31	2 147 503 648		
12	4 096			32	4 295 007 296		
13	8 192			33	8 590 014 592	85 亿	约 2 厘米
14	16 384			34	17 180 029 184	170 亿	
15	32 768			35	34 460 058 368	340 亿	超 3 厘米
16	65 536			36	68 920 116 736	680 亿	超 4 厘米
17	131 072			37	137 840 233 472	1 360 亿	超 5 厘米
18	262 144			38		2 720 亿	
19	524 288			39		5 440 亿	

医学研究发现,在实验室条件下细胞每经历一次分裂一般约要 3 个月时间,临床上视不同患者的病理状态,癌细胞有高分化和低分化之分,有的也许不到一个月就会分裂一次,非常迅速。这里以实验室状态下的分裂作一分析:

从表 3.2 可以很清晰地看到,最初因致癌因素导致正常细胞变异的单体癌细胞要经历 20 次分裂,约 5 年时间才可增殖为 100 万个癌细胞,成为直径约为 0.1 厘米的微小病灶,目前影像检查一般还不易发现;单体癌细胞要经历 30 次分裂,临床上一般认为要经历 10 多年时间,才可增殖为 10 亿个癌细胞,成为直径约 1 厘米的肿瘤病灶。

体内如已存在直径 0.1 厘米的微小病灶,那么只要再经历 7 次分裂,不到 2 年时间(在 100 万个癌细胞的基础上分裂,也许不到 1 年时间),就可增殖到约为 1.3 亿个癌细胞,形成直径约 0.5 厘米的早期病灶,这时影像检查一般可以检出。

直径 0.5 厘米的早期病灶,只要再经历 3 次分裂,约半年时间,就可增殖为 10 亿个癌细胞,形成临床上认为直径约 1 厘米的早期病灶,这时影像检查一般都可以检出,这时是就诊者最需要高度重视、最容易误过最佳治疗期。

直径 1 厘米的肿瘤病灶,如再经历 3 次分裂,约半年时间(也许不要半年时间),就可由 10 亿个癌细胞猛增为 80 多亿个癌细胞,癌细胞数猛增 8 倍(接近一个数量级),形成临床上认为直径约 2 厘米的肿瘤病灶,这时影像检查都可检出,临床医生也会高度重视并确诊了,可惜这时一般早已误过了早期、误过了最佳治疗期。这是就诊者性命相关的时期。

直径 2 厘米的肿瘤病灶,只要再经历 2 次分裂,这时分裂速度会更快,也许不到半年时间,就可由 80 亿个癌细胞猛增为 300 多亿个癌细胞甚至更多,形成临床上直径已达 3 厘米甚至更大的肿瘤病灶,这时在瘤体急速增大的同时,普遍都已出现了转移症兆。这时临床上已很难应对,治疗措施只能以提高生活质量、延长生存期为治疗目的了。有一位曾在安徽大山富硒村相遇,现已过世的妇科肿瘤患者,最初在半年多时间内因多家医院一次次误诊,手术时肿瘤已将近 10 厘米,她讲到最后自己都感觉到肿瘤在长大。

表 3.1、表 3.2 的数值令人触目惊心。医学临床资料反映,如瘤体还小于 1 厘米,一般有相当比例的患者很可能还处于良性状态,或处于癌前病变,即使已转变为恶性,很大一部分也还可能属于早期症状,治疗效果会非常理想;如直径还在 0.5 厘米以内,那体积只有 1 厘米瘤体的 1/8,那应该是你的幸运,也许你还没有真正陷入这个泥潭,只要勇敢面对、及时对症治疗、保持定期复查,也许就不会酿成大的后患;但如检查出瘤体已达 2 厘米以上,在瘤体快速增大的同时,病灶的性质很

可能已由原来的良性变为恶性，由早期的原位癌，演变成了导管癌、浸润性导管癌，甚至已由乳房区扩散到淋巴区。临床一般认为：如果属早期乳腺原位癌，不管是导管癌还是小叶癌，转移的发生率是非常低的；如果一旦达到浸润的水平，就有复发和转移的风险。

表 3.1、表 3.2 以数字的形式清晰地反映了乳腺癌（各类肿瘤）由最初的萌发、发展到早期、中期、晚期的一个动态渐变过程，主要是让阅者对肿瘤疾病的凶险有一个形象的认识，认识到乳腺疾病的早期检查、诊断一定要十分重视谨慎，切不要因无知、因侥幸延误时机，酿成难以挽回的后果。

四、恐怖的 HER

HER（HER-2、C-erbB2），是人表皮生长因子受体基因，也称癌基因，是患者手术一周后的病理报告中才可能会出现的一项指标，如 HER 指标界定为阳性（过表达），这又是一个更会令人精神崩溃的噩耗。HER 阳性是乳腺癌分类中最为凶险的一类，约占乳腺癌患者的 20%。乳腺癌在医学上分为激素反应型、三阴型、HER 过表达型三种类型，从 2006 年搜录的信息，早期国内外临床医学上都把 HER 阳性病例列为无可治愈的癌症，是癌症中的癌症，临床上常规应用的任何一种化疗药物（第一代、第二代、第三代）均不能有效控制 HER 阳性患者体内癌细胞的急速扩增（分裂），即使患者手术做得很成功，一般也缓不过 3 年即会复发转移，每年都有相当数量 HER 阳性患者因无药可治而失去生命。

所幸的是，自从 1998 年瑞典医学专家们历经多年研发、数十万临床病例应用、耗资近 9 亿美元，终于成功向市场推出新一代单体克隆抗体生物制剂"赫赛汀"靶向治疗药物，并正式准入临床应用，终于让全世界广大 HER 阳性患者盼来一线生的希望，这是乳腺癌治疗上的一大突破。而中国市场认识接受赫赛汀靶向治疗药物较迟缓，因赫赛汀靶向治疗药物每年约需 30 万元高昂的单药使用费，这又使不少患者和家人无奈地望而止步。直至 2006 年，江苏省人民医院每年也仅有数例患者接受靶向治疗，其他省级医院基本都缺乏靶向治疗的临床经验。

HER 阳性病例如此凶险，因此界定一个乳腺癌患者是否 HER 阳性，就成了乳腺癌治疗中首先必须要弄清楚的问题，这是一个十分严谨的医学检测界定过程，同时又是一次更令患者和家人万分恐慌、宣判命运的过程。据当时所知，HER 指标国内有两种检测方法、一种是荧光原位杂交法（FISH），是国际医学临床认可的权威性检测方法，当时国内仅北京、上海、广州具有荧光原位杂交法检测能力；另一种是免疫组织化学法（IHC），当时国内大部分省级医院临床上采用此检测方法，而地方基层医院基本都不具有对 HER 指标的检测能力。

回忆当初，获知与这项指标有关联，曾又一次使我陷入极度的沮丧，面临一场更为艰险的挑战，不知熬过多少个不眠之夜。根据不断获知的信息中，唯对靶向治疗寄予一线希望，但这又非常人所能接受，关于我们如何认识、如何应对、如何经历这一场特殊的战役，在第五章第二节中向大家讲述。

五、乳房健康检查

乳房健康检查，是每一位健康女性步入成年以后的终生保健行为。专家建议：预防乳腺癌应从早检查、早发现入手。20 岁以上的女性应该把乳房自查作为日常乳房护理的一部分，每月检查一次，一般月经结束后 4 至 7 天进行。每 3 年到医院做一次正规医学检查；40 ～ 50 岁每隔一两年检查一次；50 岁以上的妇女，应每年进行一次检查，有良性乳房疾病的人，则应半年检查一次。如果发现乳房有异常肿块，并伴有非哺乳期乳头有溢液、腋窝淋巴结肿大和上肢水肿等症状，就必须立即到正规医院做进一步医学检查。

下面是肿瘤专家介绍的几种乳房肿块自检鉴别要点（以供参考）：① 乳腺增生的肿块，一般边界较清楚、活动度好，硬度一般犹如人的嘴唇一样，同时有触痛感。② 乳房纤维瘤一般大多为圆形或椭圆形，边界清楚，表面光滑，活动度非常好，不痛不痒，硬度较韧，犹如人的鼻尖一样。③ 乳腺癌的肿块，早期无任何疼痛和不适，肿块表面不光滑，边界不清，活动度差，非常坚硬，犹如人的额头一样。如果你在日常生活中无意间发现乳房有类似②、③类的肿块，千万不要大意，要及时到医院就诊，以确诊病情，早期预防和治疗，以免造成不可挽回的后果。对于乳房健康自检，目前也持有不同意见。国内医学专家和媒体都非常强调女性应该定期对乳房进行自检，但美国在 2005 年对癌症早期诊断的指南中，已不再推荐单纯将定期乳房自检作为乳腺癌的早期诊断方法。这并不是否认自检乳房的重要性，关键问题在于多数患者不掌握"自检手法"，导致很多肿瘤根本摸不出来（因为西方女性乳房与东方女性乳房存在差异）。另外，乳房自我检查确实只能发现大到一定程度的肿瘤,对于处于萌芽状态的细小病灶则束手无策。因此,自检只能作为发现肿瘤的一个辅助手段,更重要的还是定期到医院接受正规医学检查。王水教授在一次女性健康讲座中呼吁:广大女性应加强对自己乳房的关爱,每位女性都应学会"乳房自我检查三部曲",而成年女性每年应到正规医院进行一次乳房检查。关于乳房的医学检查,在第四章第四节中再作介绍。

图 3.1 是杭州邵逸夫医院"科学预防 远离乳腺癌"的宣传,指导广大女性朋友要珍爱生命、改变无知、科学预防,要尊重生理,选择正确的生活方式,远离灾难。

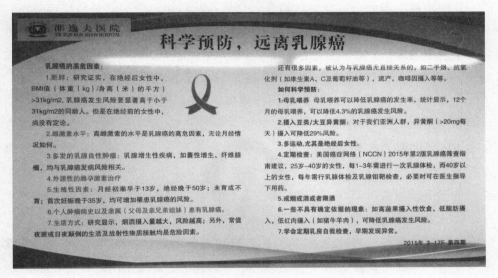

图 3.1

肿瘤学专家认为,人体中的细胞从正常状态一下子变到癌细胞(应该是癌组织)是不可能的,它们之间有一个由量变到质变的渐进过程,这个过程可能是 5 到 10 年。如果能在癌细胞的萌芽状态就发现它,也许只需要做一个小手术,你仍可以继续以往的生活,因为早期乳腺癌的治愈率(有专家认为只是 5 年生存期)在 90% 以上;而中晚期乳腺癌患者,虽经过了规范的医学治疗,大多数还是会失去无比珍贵的生命。

通过以上分析以及当今世界生态环境、人居环境、众多社会因素,对现代女性造成的多重压力,女性普遍存在不同程度的生理失衡现象,这些是导致乳腺疾病逐年急速上升的主要因素,这是一个十分严重的社会问题,每一位女性朋友对女性生理都应有所认知,要顺应自然法则,尊重生理。每一位女性朋友对乳腺疾病(包括其他妇科疾病)都应高度重视,千万不可疏忽,不可延误,应消除恐惧,振作精神,用现代医学来保护好自己的身体,抗御疾病的发生,远离灾难。

六、对乳腺疾病防范的思考

作为一名非医疗专业人员,我们可以这样认为:乳腺增生是普遍困扰现代女性的生理(病理)现象,是最容易被癌细胞侵入的乳房区非自然生理组织,是诱发乳腺癌最主要的前期症灶。当今社会生存环境中已不可避免地都存有多种不定量致癌因素,每一位女性都不同程度地受到外来致癌因素的威胁,存在诱导体内不健康的细胞(组织)发生变异(癌变)的可能。当致癌因素侵入到女性体内,由于健康女性体内处于一种生理平衡的健康状态,乳房区没有乳腺增生等非自然生理组织的前期症灶,同时体内的免疫系统有足够的战斗力能及时杀灭变异的癌细胞,那么癌细胞就不可能在乳房区安营扎寨,导致乳腺癌的生成;而当女性体内长期激素出现异常、生理失去平衡,免疫系统没有足够的能力及时杀灭体内变异的癌细胞时,则这些不断变异的癌细胞就会进一步在体内继续分裂,并寻找适宜继续扩增的环境,长期淤堵在乳腺导管中和乳小叶内的乳腺分泌物本身也会转变为致癌物质,这样乳腺导管和乳小叶就成了癌细胞最佳的安身之地,这里既避开了免疫细胞的追杀,又有供其繁殖分化的充足养分,因此最初的乳腺癌原发病灶大都出现在导管中和小叶内。中医认为:"邪之所凑,其气必虚。"也就是说,哪里虚,哪里就可能是癌细胞侵入的方向。如乳房区已形成有乳腺增生等非自然生理组织的前期良性病灶,癌细胞就像得到载体一样,侵入良性病灶内安营扎寨,大量扩增。这就像冬虫夏草寄生繁殖一样,前期良性病灶像蝙蝠蛾科昆虫幼虫"冬虫",癌细胞是麦角菌科真菌,恶性肿瘤是"夏草",最终生成乳腺癌病灶。临床认为,早期的增生、良性肿瘤都有可能会由量变转化为质变,由良性病灶转变为恶性病灶,讲的就是这个道理(寄生繁殖)。由此可以认为,防治乳腺癌就应该重点从广大女性调控激素水平、调整生理平衡、提高免疫力、防治乳腺增生入手。临床统计数据显示:当今社会约70% ~ 80%的女性都有不同程度的乳腺增生,这是一个非常严峻和可怕的社会现况。乳腺增生的致病因素主要是女性内分泌失调、激素紊乱、生理失衡所致,而女性内分泌失调、激素紊乱、生理失衡,除环境、精神因素外,又与女性违背生理规律的婚育观念有直接关系。王水教授在一次女性健康讲座中讲到:"女性月经异常、高龄未婚、婚后未育、生育后未哺乳等,均可能引起乳腺癌。"中国中医药大学曲黎敏教授在所著的《黄帝内经养生智慧》一书中讲:"中国古代的规定是女子二十而嫁,男子三十而娶。所以,古人认为女子二十而嫁,在生命状态的最高峰期一定可以养育一个很健壮的孩子。所以女人最好在 28 岁之前完成第一胎的生育,这样对孩子、母亲的身体都非常有好处。"这是古圣先贤总结出的生理规律。金宗浩教授在《乳腺增生和乳腺癌》一书中报道了一次对近万名妇女的调查:生育年龄每增加 1 岁,乳腺癌发病危险性则相对增加 3.5%。

七、乳腺疾病有关词汇及符号解释

以下是从资料中收录整理的有关乳腺疾病的词汇,因为科学、医学是一个逐步认识的过程,因此有关词汇的解释以最新正规文献或专著为准,以下资料仅供参考。

乳腺增生:概念较模糊,有称小叶增生、乳腺结构不良症、纤维囊性病、慢性囊性乳腺炎,一般认为是女性最常见的乳房疾病,是正常乳腺小叶生理性增生与复旧不全,乳腺正常结构出现紊乱,属于病理性增生,它是既非炎症又非肿瘤的一类病。

乳腺结节:乳房结节最常见的是乳腺纤维腺瘤等良性疾病,但要警惕转变为乳腺癌的可能,应该每年进行一次专科乳房检查,密切观察,必要时可以手术或微创摘除,两种手术各有利弊。

钙化灶:钙化灶是 X 射线检测到的乳房内的钙质沉淀。有大小之分,粗大的钙化灶常为良性病变;多个细小的钙化点聚集成簇,则可能有小的乳腺癌病灶存在。必要时可以行钙化灶切除活检。

肿瘤:一种异常的组织生长(非自然生理组织),可能是良性,也可能是恶性。

良性肿瘤:一种异常的组织生长,细胞不侵入附近组织,也不会播散至身体的其他部位,但良性肿瘤可以成为癌细胞繁衍扩增的土壤,有转变为恶性的可能。

恶性肿瘤:一种异常的组织生长,细胞能生长侵入附近组织,并播散至身体其他部位。

转移:癌细胞从身体的一个部位播散至另外一个部位。

导管：乳房组织内体液可得以通过的管道。

乳小叶：乳房组织内一部分，小叶或小叶的分支，在乳房内乳小叶分泌乳汁。

淋巴：一种无色透明的液体，在淋巴管内流动，携带免疫细胞和组织代谢废物。

淋巴系统：携带对抗感染的白细胞的组织系统。这一系统包括携带淋巴和白细胞的一个细管网络。淋巴管的分支进入身体的所有组织。

淋巴结：如豌豆大小的组织，在乳房附近位于腋下、锁骨上和胸部，在身体的其他许多部位也有淋巴结。

肾上腺：位于肾脏上方的腺体，分泌各种激素，如雄激素、皮质醇和醛固酮等。

活检：获取肿瘤组织样本，以供在显微镜下检查肿瘤组织细胞的性质及状态等。

辅助治疗：用于在手术后杀灭体内残余癌细胞的疗法。

化疗：使用能杀灭癌细胞的药物进行治疗。

放疗：使用 X 射线、迦玛射线、α 射线或 β 射线等来摧毁癌细胞的治疗。

内分泌疗法：在乳腺癌治疗中，使用药物来阻断雌激素的效应。

受体：细胞的一种特异的分子，可识别并结合其他一种特异分子，如激素。

激素受体阳性的乳腺癌：依赖于雌激素或孕激素才能生长的乳腺癌。

激素受体未知的乳腺癌：不知是否依赖于激素才能生长的乳腺癌。

激素：由器官或细胞产生的物质，可影响体内生理变化和平衡。

雌激素：一种女性激素，可以帮助乳腺癌细胞生长的激素。

雌激素受体阳性的乳腺癌：依赖于雌激素而生长的乳腺癌。

雄激素：由肾上腺分泌的激素，可通过芳香化酶的作用转化为雌激素。

抗雌激素：阻断雌激素的药物，这些药物被用于治疗依赖于雌激素而生长的乳腺癌。

酶：细胞内产生的一系列蛋白质，具有加速某些化学反应的功能。

芳香化酶：一种将肾上腺分泌的雄激素转化为雌激素的酶。

芳香化酶抑制剂：一种内分泌治疗药物，可以防止芳香化酶产生雌激素。

LH-RH 激动剂：一种激素药物，可影响绝经前女性的激素分泌。

Grade 肿瘤分化分级：1 级：G1 高分化　　2 级：G2 中分化、

3 级：G3 低分化　　4 级：G4 未分化。

DCIS：导管原位癌

LCIS：小叶原位癌

IDC：浸润性导管癌

ILC：浸润性小叶癌

ALN：腋窝淋巴结

SLN：前哨淋巴结

ER：雌激素受体

PR：孕激素受体

HER-2：也称 C-erbB-2 或 P185

Ki-67：细胞增殖指数

PCNA：细胞核增殖抗原

P53：一种抑癌基因

CEA：癌胚抗原

CA-153：糖类抗原 153

CA-125：糖类抗原 125

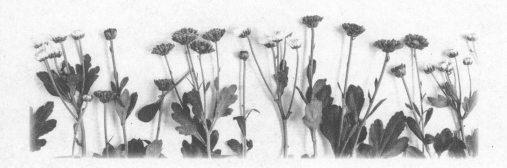

第四章

如何就医 避免误诊

第四章　如何就医　避免误诊

本章通过介绍就医挂诊、医学检查,让朋友们对选择医院、接受医学检查,以及当前的医疗现状有一个初步的认识,同时从介绍的几例实际病例,让朋友们知道,有的在疾病诊断的过程中因为头脑清晰、高度重视、明智决策,而能与灾难擦肩而过,或遇灾难也能化险为夷;有的在疾病诊断的过程中因为患者及家人的无知、因为医务人员的轻率而频频发生失误、误诊,最后遭遇不幸。相信朋友们阅读过本章节后一定会有所启示、有所触动。女性朋友对就医挂诊必须要高度重视,才能避免误诊,远离灾难。

一、宋美龄诊治乳腺癌的曲折经历

这里介绍一下由近代著名民史研究学者窦应泰所著的蒋氏家族系列纪实文学中,宋美龄诊治乳腺癌的一段曲折经历。

蒋介石先生的夫人宋美龄,是中国近代史上的一位传奇性人物,长寿女性,她的特殊身份、很多的传奇,以及多次罹患疾病的经历,在这里不多展开,仅就她罹患乳腺癌的一段曲折经历作一些介绍。1967年冬季,临近7旬的宋美龄不幸罹患乳腺疾病,当时邀请台湾所有的知名专家,在台北医疗水平最高的荣民医院多次会诊,专家们始终持有两种结论:一部分专家认为只是乳腺炎;另一部分专家则认为乳腺肿块可能已是恶性乳腺癌。为最终确诊,宋美龄乘专机飞往美国纽约,在哥伦比亚长老医院诊治。经过将近一个月详细的全面检查,专家们仍认为是乳腺增生,同时也认为很可能就是乳腺癌的前兆,决定由美国最著名的外科医生哈比夫教授主刀手术。

当时认为手术非常成功,大家都为之庆幸。可是手术两月后返回台湾不久,却又出现症灶再次复发了。经台北医院专家组十分谨慎的会诊,最后得出一致的结论,令蒋介石和宋美龄夫妇都大为震惊和失望,问题发生在手术过程中(是手术不彻底还是手术中不慎造成癌细胞播散,文中没有交待)。蒋介石对这种严峻形势十分无奈,建议宋美龄最好就在台湾原地再行手术,当时台湾医疗专家的乳腺外科手术已不逊于美国,而且台湾的专家一定会更尽心尽力。但宋美龄还是坚持赴美国治疗,这时美国哈比夫教授闻讯后也感到惊异,捎来信息,解释是因为宋美龄的特殊身份,手术采取了过于保守的方案,现既然出现复发,敦请宋美龄再次飞往美国医治,并保证手术一定成功。于是,1968年4月,宋美龄为求得彻底根治,再次飞抵美国,接受第二次手术,经5个多小时的手术,她的生命确实保住了,从此再未复发。

宋美龄诊治乳腺癌的这一段曲折经历告诉我们,乳腺癌与其他良性乳腺疾病的界定确实是十分难以把握的,手术治疗也充满玄机。当然这是半个世纪以前的医疗状况,现在的诊断手段和医疗水平都有了很大的提高,这是我们现代人的幸运,但现在很多失误、灾难不是因为诊断手段的缺乏和医疗水平的落后造成的,而是因为我们对乳腺疾病缺乏认识,走错了路、找错了人所酿成。这里提醒朋友们对乳腺疾病初期的诊断、治疗切切要谨慎。

下面再向朋友们介绍几例我们接触过的真实病例:

病例1

这是在省院钼靶检查室外候诊时遇到的一位60多岁的妇女,很庆幸地介绍了自己的经历:

十多年前自检发现乳房区有异样肿块,经医院的医学检查诊断为肿瘤组织,约0.5厘米,当时还没有其他什么感觉,只是心里放不下,非常惊慌,因经受不了精神上的折磨,跑到医院找医生,希望手术摘除,不留隐患。但跑了多家医院,看了多位医生,都认为还很小,需要再观察,不赞成立即手术。回家后思想上的疑虑一直放不下,连日睡卧不宁,如不摘除不就等于自己身体里埋藏着一个随时可能爆炸的定时炸弹吗?经过一段时间的思想斗争,最后还是到某肿瘤医院又挂了专家诊号,主动要求手术摘除,当时医生感到这个病人很奇怪,像这样的病例门诊会遇到很多,一般都是要继续观察,看肿瘤发展情况(病人多数也是惧怕手术,求得一时的安慰)。经这位病人的一再要求，最后医生感到很无奈，只好接受安排手术，并在住院单上注明此病人自己要求手术。手术进行得很顺利（实际这时仅仅是一个很简单的小手术），病理报告显示状态很好，因此未进行其他后续治疗。手术后自己各方面做些调整，一两年做一次钼靶检查，十多年来身体一直保持得很好，生活和正常人一样。

从这一个实例，我们可以看到这位患者的决策是很明智的，但现实中敢于这样果断决策的人太少了，很多都是因侥幸而错过最佳治疗期。

病例 2

这是我们在省院治疗期间同病区的一位患者：

这是一例肿瘤小于 1 厘米的早期乳腺癌患者，属早期的原位癌（瘤体被包膜严密地包裹，对外围组织还未形成浸润），在省院及时接受手术治疗后未需化疗，两周后就轻松出院了，不少患者均为她庆幸。

这是一例典型的早发现早治疗的成功实例。

病例 3

这是我们在省院专家 B 超检查室候诊时遇到的一位才 30 多岁的年轻女大学老师：2002 年在省人民医院检查发现有肿瘤病灶，约 0.7 厘米，患者怀着十分惊恐的心情在医生的建议下当机立断接受了手术，在手术前医生为稳定患者的情绪让其积极配合治疗，安慰她说这种情况一般都是良性，开掉就没有问题了，但手术后的病理报告让专家们都感到震惊，肿瘤性质界定是恶性，而且 HER 呈阳性，虽瘤体很小，但已出现淋巴转移，这是一例在临床上十分罕见的 HER 阳性病例。当时在临床上通用的化疗药物对这种阳性病例是不显效果的，即预示着医治无效，所幸是国外有一种刚进入临床的靶向药物是针对 HER 阳性病例有效的药物，但当时国内临床上应用还很少，没有足够的经验，而且应用该药，患者将要承担数十万元的巨资费用，经院方的慎重会诊及与患者的沟通，决定采用包括靶向药物在内的最佳治疗方案。整个治疗过程及后期的康复治疗把握非常得当，患者与我们认识时已顺利走过 7 年，而且状态很好。

这是一例非常凶险又十分幸运的成功病例，由于患者的明智、积极配合，也因为医务人员极负责任感的医疗作风，使患者化险为夷、转危为安。

病例 4

这是 2011 年 6 月在省院 B 超候诊室看到的一封表扬信（见图 4.1）。

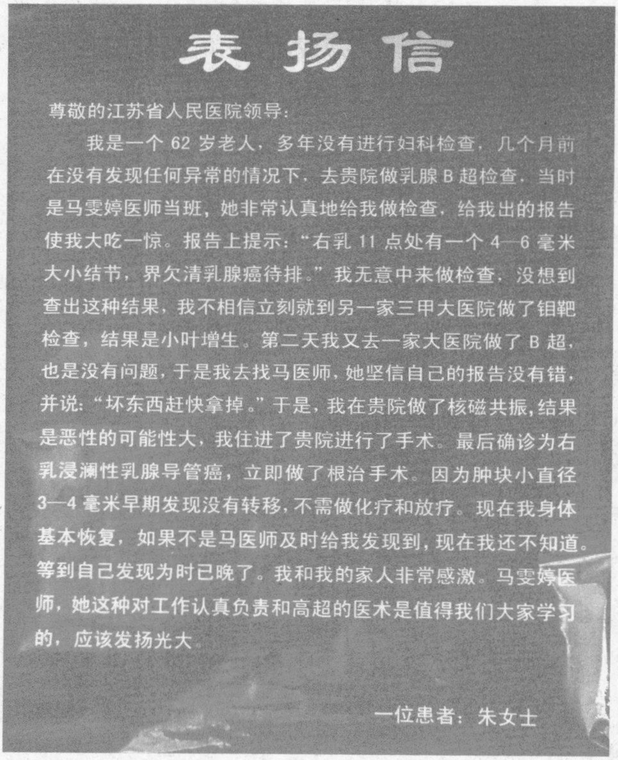

表扬信

尊敬的江苏省人民医院领导：

我是一个 62 岁老人，多年没有进行妇科检查，几个月前在没有发现任何异常的情况下，去贵院做乳腺 B 超检查，当时是马雯婷医师当班，她非常认真地给我做检查，给我出的报告使我大吃一惊。报告上提示："右乳 11 点处有一个 4—6 毫米大小结节，界欠清乳腺癌待排。"我无意中来做检查，没想到查出这种结果，我不相信立刻就到另一家三甲大医院做了钼靶检查，结果是小叶增生。第二天我又去一家大医院做了 B 超，也是没有问题，于是我去找马医师，她坚信自己的报告没有错，并说："坏东西赶快拿掉。"于是，我在贵院做了核磁共振，结果是恶性的可能性大，我住进了贵院进行了手术。最后确诊为右乳漫澜性乳腺导管癌，立即做了根治手术。因为肿块小直径 3—4 毫米早期发现没有转移，不需做化疗和放疗。现在我身体基本恢复，如果不是马医师及时给我发现到，现在我还不知道。等到自己发现为时已晚了。我和我的家人非常感激。马雯婷医师，她这种对工作认真负责和高超的医术是值得我们大家学习的，应该发扬光大。

一位患者：朱女士

图 4.1

从信的内容，让我们看到一例通过 B 超检查早期发现，并得到及时治疗的幸运病例，不得不令更多患者为她庆幸。B 超检查报告中的提示，一般人都熟悉，但都是医学专业术语，总像蒙着一层雾，只有专业医务人员才能知道它的真正含义和背后潜在的险情。报告中经常出现的提示：增生、结节、界欠清、有血流、腺瘤等，似乎是反映临床上乳腺增生向乳腺癌发展的一系列动态现象（也许就是乳腺增生分期的具体表现），好像列车在途，这些现象是进程中的每一个站点，列车到底走的快车道、慢车道，还是中途可能停车（临床上反映有些增生发展到一定程度会不再发展），都未可知，实际这就决定于身体处于什么生理状态，给它什么动力。如果立即改变不良生活习惯那就等于刹车了；如果心理压抑扭曲、精神上遭受重大伤害刺激，那就等于乘上动车组了，这些在临床上是处于一种不确定状态。"结节"这个较模糊的概念，在检查报告中很常见，因此诊查者也就多见不怪了。实际这已超越了增生的病理性质（有的已属于纤维腺瘤），有更大的潜在风险。如这位患者的 B 超检查报告中没有"乳腺癌待排"的警示，检查者一般不会警觉，列车会继续前行，只有等待哪一天，那个三甲大医院的钼靶检查报告中出现"乳腺癌"的类似警示了。我们当初的 B 超检查、钼靶检查如能这样认真、这样警示，想必我们就不会遭遇不幸。

通过这一典型的医案，我认为如所有医疗单位、所有影像检查室的医务人员，都能持有这种救死扶伤的敬业精神，具有这样高超的技能、对就诊者极其负责任的态度，充分发挥先进诊查设备的优越性能，不知能使多少早期患者幸与灾难擦肩而过，免遭疾病的摧残。

病例 5

与以上几个病例相比，现实中却有更多因为自己的无知、因为医生未及时确诊，造成失误、陷入泥潭、甚至失去宝贵生命的病例：

这个病例是我们 2009 年在安徽大山调养期间认识的一位 40 多岁很显年轻、能歌善舞、性情开朗的女性，因自己的无知、丈夫的失责、医生的误诊而频频失误，最后失去了年轻的生命。该患者 2004 年自检发现乳房区有异样肿块后选择了一位普外科（乳腺外科归属普外科）擅长乳腺外科的医生，挂诊检查后，该医生认为是乳腺增生，要求患者定期检查，注意观察，没有提出具体的防治意见。一年中患者自感肿块在发生变化，2005 年再次挂诊这位医生时，经检查发现肿块已大于 2 厘米，错过了最佳治疗期。

以上的病例，从一个侧面反映了医生对一个患者来说明意味着能在最佳治疗期进行干预，延长生命。

二、如何谨慎选择医院、医生

乳腺癌是一个非常复杂的病种，患者对于初期的非周期性异常感觉，按女性的一般心理，往往总会寻求自我安慰，不愿轻易去医院接受医学检查，或希望从医生那里得到安慰，殊不知，如果万一是恶性肿瘤，这时体内已积聚了数以亿计的癌细胞，而且这时癌细胞的分裂速度已非常迅速，因为从数百数千个癌细胞增殖到数亿个癌细胞,需要相当长的时间,而由数亿个癌细胞增值到数十亿、数百亿个癌细胞则非常快了。由此可见,当自检发现乳房区有非周期性异样肿块、有疑似症状,切不可疏忽、不可延误,此时应立即到相关正规医院挂诊就医,做进一步的医学检查,勇于积极就医是明智的选择。

如果说发现病灶是不幸,那么能找对医院、遇上一个好医生应是你的幸运,他也许能使你与灾难擦肩而过、化险为夷。

1. 力求选择省级医院

挂诊就医接受医学检查,应力求选择省级医院,因乳腺癌不同于一般疾病,是病灶表现在乳腺器官上的全身性疾病,相关致病因素很多很复杂,而且极容易与类似病灶混淆,(宋美龄诊治的曲折经历充分说明这一点)如走错了路、找错了医生,那很可能会造成无法挽回的遗憾,甚至丧失生命,从我们接触的患者中有很多这样的教训。

2. 查找临床经验丰富的高级专家

随着科技的发展,要了解某一医院某一专科的专家诊已非常方便,一般在医院门诊大厅的专家栏、电脑用户终端或医院网站上就可以很快捷地查找,并可通过网络、电话或短信等方式提前预约,为广大患者就医提供了十分便捷的方法。不过要找到本省区范围内真正擅长乳腺疾病的权威性高级专家,还是要动一番脑筋:一是可以请教基层医院相关的专科医生了解本省区范围内的权威专家;二是可以从省级医院的相关科室候诊厅,特别是骨扫描候诊厅、放疗候诊厅候诊的患者中了解到有关的专家信息,因为他们一般都已经历过疾病诊断、手术或化放疗的过程,知道不少信息或有不少经历和教训。

三、如何挂专家诊

选择了医院、选定了专家,如何才能挂到所期望的专家,这里还有不少讲究。如挂普通的专家诊,一般只要适当提前,多花点时间即可;但要挂到高级专家的号,还真非易事,因高级专家的主要时间在病区,除此外还有讲学、行政事务等,可安排的门诊时间十分有限,有的一周仅有一次半天的门诊时间,而且有的不可预约。专家半天诊一般只能安排 20～30 个号,各家医院的挂号流程也有差异,这些情况最好事先了解清楚。

1. 就诊前病历资料的准备

在挂高级专家诊前一定要尽量备好病人的前期病历,及该医院会认可的生化检验及影像检查报告资料,以便专家能即时做出准确诊断,或及时安排手术。如资料不足,最好提前一天在该院先挂普通诊(有的医院设有方便门诊,开检查单会很便捷),将必须的基础检查项目,如血常规、生化、肿瘤标志物、乳腺 B 超及 X 线钼靶等先查好,否则专家因缺乏诊断依据而无法确诊,误过专家在诊时间是一,更重要的是会拖延带瘤时间。

2. 我几次挂专家诊的经历

(1)上海华山医院高级专家诊。十多年前曾在上海华山医院挂一位国家级高级专家诊,没有任何捷径,只有老老实实在前一天晚饭后就裹着衣服在医院大门外的墙根下顶着寒风依序排队,艰难熬过一夜,早晨医院开门前(约上班前一小时)门卫在铁栏门内向门外挂号人按序发号,等上班办完手续再继续候诊。专家看诊仅花了三分钟就结束,因语言有些障碍,而且讲的是医学术语,大多没听清,事先想好要请教的问题一个也没问成,不过对疾病的诊断和确定的治疗方案是准确无误的。

(2)江苏省人民医院普外科王教授的专家诊。王教授是省内乳腺外科的权威级专家,据了解也是全国名列前茅的高级专家,当年挂他的专家诊是动了一番脑筋。前一天对门诊大厅考察后发现除底层大厅有八个挂号窗口外,医院为便利就医,在每个楼层都设有挂号窗口,而且是上班后电脑系统开启同时挂号。摸清情况后,当天早晨提前两小时在门外等候,开门后径直赶到不太为人知道的五楼挂号窗口抢占了第一位,如愿挂到了专家诊。现王教授已身兼院长职务,政务繁多,每周仅一次下午半天的专家诊,还要等到当天开诊前两小时才能确定。王教授是我夫人的救星(以下简称 A 医生),医术精湛,待病人亲和友善,言语中透露出儒雅的学者风度,他所带领的团队都已成为专业上的精英。

(3)南京市八一医院肿瘤内科秦教授的专家诊。不太为人知道的南京市八一医院,是解放军全军的肿瘤中心,除担负着全军肿瘤疾病的防治,还承担着众多肿瘤医学研究课题,秦教授亲任院长。当年第一次挂秦院长的专家诊,是我独自一人带着病历资料去医院的,当时已化疗结束,目的是避开夫人先将病情真实地告知秦院长,请教患者结束规范治疗后,下一步长期治疗及继续使用靶向药物的方案。挂诊当天早晨上班前约两小时,找到八一医院南大门,询问后,门警讲:"你现在来挂秦院长的诊可能挂不到了。"我犹豫了一下说:"那我进去看一下可以吗?"门警很礼貌地指着方向告诉我:"这里是病区通道,门诊在西大门,你也可以这样走。"我很快找到门诊大厅，看到大厅内其中一个窗口已挤满了人，窗口台面上用胶带贴了一长排病历，了解后才知道这是医院为有序挂号，为高级专家诊设立的专用窗口。秦院长每周仅一次上午半天诊，只安排20个号，排队的人见我这时还跟在后面排队便说："你现在来怎么可能挂到号？"我笑笑，那就排排看吧，我想既来之则安之，如能排到更好，万一排不到也先体验一下。不出所料，排到我真的没号了，不过我还是挨到窗口再争取一下："我们是从外地赶来的危重病人，慕名而来，能否破例给加个号？"窗口医务人员与我对视了一下，有点为难，见我再三恳求，很同情地说："这样，你到诊室与秦院长协商一下，看是否可以。"我知道加号就意味着要拖延秦院长的下班时间，但有一线希望还是不能放过。很快在二楼的一间诊室找到秦院长，一位身材魁梧一身正气充满军人气质的中年医疗专家。一番恳求后，秦院长稍作犹豫便很快拿出便笺签上字交给我："你到窗口去一下吧。"我如获至宝，赶到窗口立即挂了号。轮到我的号已经快到下午一点了，秦院长（以下简称 B 医生）认真查看了我带来的病历和报告资料，详细询问了患者情况及整个治疗过程，首先肯定了患者的手术治疗和化疗方案。他说："你这个治疗方案是很正规的，在美国也就这样的治疗方案了。"接着秦院长重点讲解了乳腺癌靶向治疗目前的临床状况、治疗前景，并提出了建设性的指导意见，为我敢于结合 A 医生的"331 康复指南"，大胆采取违背常规的治疗思路找到了理论依据。B 医生的专家诊是我多年来跑过多家医院，看过多位专家从未有过的感觉，令人十分敬佩。

（4）江苏省中医院肿瘤内科李主任的专家诊。接受中医治疗，这是我夫人在术后接受化疗时进行的。江苏省中医院肿瘤内科李主任（以下简称 C 医生），是一位接受 C 医生七年中医治疗的患者推荐给我们的。当年挂 C 医生的专家诊接受中医治疗十分艰难，一是挂诊的难度，二是患者就诊的难度。挂诊的难度，主要是因为每次挂诊，我需要三次从距离医院 8 个公交站点的河西赶来，而且只能挂下午诊（上午诊更艰难）。第一次是上午乘车赶到医院门诊大厅，在挂号台面上用胶带贴上病历有序编号，然后返回居所，准备好饭菜，匆忙吃完饭后，第二次乘车在挂号前一小时赶到挂号窗口，这时挂号人自发取下病历正式排队，排队约一个小时。挂号时间一到，15 个挂号窗口同时挂号，只有在任一窗口的前二三名才能挂到 C 医生的专家号。挂到号后，还要到专科候诊厅登记候诊，开诊时间比挂号时间要滞后半小时，我根据就诊号，以每小时约看 8 个诊的速度推算出病人应到诊室的时间，然后第二次返回居所，第三次带病人打车赶到医院就诊、取药，然后再打车带病人返回居所。经常是一次就诊得三往三返花上一天时间，有亲戚陪伴时可减少我的一次往返。这一切对我来说，只要是需要，无所犹豫。而每次就诊对我夫人来说就更显艰难，因化疗期间体质十分虚弱，有时白血球降至不足 2 000，正常起居都显无力，往返医院虽然打车，但候诊、取药，一次总得要 2～3 小时，这对病人来说确实十分艰难，这需要精神、毅力的支撑。中医看诊讲究望闻问切，因此病人必须亲到现场，而且根据具体情况每两周调一次方，体况不稳定时，必须每一周调一次方。C 医生看到我夫人如此坚信中医，也似有感动地鼓励说："坚持会有好处的。"五年中，不论身体状况如何，中药汤剂几乎一天未间断，过程虽很艰难，但确实使我们受益匪浅。

由于我们在诊断阶段因无知而频频失误的教训，所以治疗期间高度重视、全力投入，不允许再发生一点失误，从西医到中医，从外科到内科，都找到了省内治疗该疾病的高级专家，从手术治疗到药物治疗都采纳了最恰当的治疗方案，这些构成了我夫人能成功走过五年康复之路的医学保障。

四、如何接受医学检查

有关乳腺疾病的医学检查，除专科医生对就诊者进行临床查体外，主要是血液生化检验和影像检查两大类，有的医生可能还会建议就诊者进行乳房组织活检。血液生化检验主要是对就诊者血液进行相关指标的检验分析，为医生诊断提供有效的临床依据。与乳腺疾病有关的影像检查项目较多，主要有 B 超（彩色多普勒）、X 线钼靶、X 光、CT 断层扫描、MRI 核磁共振三维扫描、ECT 全身骨扫描等。影像检查是针对身体某一区域或某一器官或全身进行平面、断层、三维影像扫描分析，为疾病的诊断和治疗提供更为准确可靠的临床依据。医生初次对就诊者进行乳腺诊断检查，除有关的生化检验外，影像检查首先是 B 超，进一步是 X 线钼靶，也有采用 MRI 核磁共振检查。

乳房 B 超（超声波）检查

乳房 B 超检查目前是临床针对乳房普遍采用的无辐射损伤的影像检查手段，更适宜针对年轻女性及乳房组织致密的女性。在自检或医生查体摸到体表有肿块时，首先把 B 超作为影像检查手段。但 B 超并不是早期发现乳腺癌的权威手段，界定肿块是否为肿瘤，一般需进一步做 X 线钼靶检查。

乳房 B 超检查需要高水平超声检查人员，而且需要检查医生认真细致地长时间细查，防止造成漏诊。有些医院设有专家 B 超，甚至还注明有擅长乳腺诊断的专家。这些都是应该推广的负责任的做法，有利于患者有选择地长期定点定位跟踪观察。有丰富检查经验的 B 超医生能结合患者的综合情况，为疾病的早发现早治疗提供很有指导性意见的 B 超检查报告。

超声显像检查无损伤性，可以反复应用，能较准确地测量出占位性肿块的大小，因而还可以用来跟踪分析非手术治疗方法（如化疗、放疗、内分泌治疗等）的疗效。

乳房 X 线钼钯检查

X 线钼靶检查，是目前国际上公认行之有效的乳腺癌早期发现和诊断的手段，除能配合 B 超辨别占位性肿块是否为肿瘤组织外，甚至能够发现临床上摸不到、B 超检不出的肿瘤，敏感率能达到90%以上。早期的钼靶仪均为模拟式，现在不少省级医院均已逐步更新了精细的高精度数字化钼靶仪，和以前的模拟式钼靶仪相比，它的分辨率更高，能显示小于 0.2 mm 大小的细微钙化灶，而且可以调整对比度，可从不同角度进行检查，能够发现肿块和正常组织的微小差异，诊断的阳性率明显提升。钼靶检查有三个特点：一是可以发现微小钙化点，二是能看出肿物边缘有无毛刺，三是可以看到这个疑似物是否均匀。这三个特点是钼靶诊断的依据和标准。

但是 X 线钼靶对人体有一定的辐射，70 年代早期钼靶仪的 X 线放射量高达15rab，很多患者因无节制地接受 X 线检查，付出了巨大的代价。最新型钼靶仪的 X 线放射量已降到 0.2rab 甚至更低，这种摄入量对于正常人每年一次，或者说每一年半一次的例行健康检查，应该是收益大于风险的。当然，对于反复、密集、多次的累计照射，累积量与一次大剂量对身体的危害是类似的，会有诱发乳腺癌的风险。对 35 岁以下的女性临床上不主张轻易进行乳房 X 线钼靶检查，因为年轻女性的乳腺组织较致密，不易做出诊断及鉴别，同时其乳腺组织容易受放射线的损伤。对某些不宜做 X 线钼靶检查和不能经受 X 线辐射的患者，采用新型核磁共振检查，对症状的诊断也有很好的指导意义。X 线钼靶检查可诊断查体及 B 超影像中发现的肿块是否属肿瘤组织，但不能对肿瘤的性质作准确定性，目前医学临床上对肿瘤性质的定性只有依据乳房组织活检。

乳房组织活检包括非手术状态下的乳房组织穿刺检查、手术过程中对肿瘤组织快速活检、手术后对手术切除的肿瘤组织进行综合的活组织病理分析等。

乳房组织穿刺检查

穿刺进行乳房活组织检查，一般是在乳房 B 超和乳房 X 线钼靶检查的基础上进行，是在乳房 B 超或乳房 X 光摄影下定位肿瘤，用粗针（牙签般粗细）直接刺入乳房，在乳房肿瘤组织中抽吸肿瘤活组织。如医生临床经验不足，有时可能会多次进入取样，属创伤性检查，约一周后发出检查报告，能最终定性肿瘤性质。对乳房组织活检，临床上持有两种观点：

（1）一种观点认为组织活检能在手术前对肿瘤性质准确定性，比手术过程中的瘤体组织快速活检更准确，有利于手术的进行。

（2）另一种观点认为组织活检属创伤性检查，一是组织活检用器械刺入肿瘤组织会刺激癌细胞加速增殖；二是在刺入抽吸肿瘤组织过程中将肿块原有的包膜破坏了，如操作不严密，很可能造成癌细胞外溢播散，因此检查医生要有丰富的临床经验，在检查过程中更要小心谨慎。

对医学检查的认识

作为一名非医务专业人员，几年来在陪同患者历经疾病诊断治疗的过程中，耳闻目睹众多病例，对医学检查有几点认识：

（1）乳腺疾病相关的医学检查主要有生化检查、影像检查、乳房活组织检查等。生化检查一般只是从患者静脉抽取一定量的血液进行检验分析，对患者不会造成身体损伤，属无创伤性检查；影像检查相关的设备很多，除 B 超外，大部分都会对患者造成不同射线不同剂量的辐射损伤，有的甚至有致癌风险（关于辐射伤害的更详细信息，请查阅第十章第一节中有关辐射污染的介绍），因此对影像检查要谨慎选择，更要避免重复检查；乳房组织活检，除手术过程中对肿瘤标本进行病理切片分析外，如在疾病诊断时医生建议进行组织活检，一定要慎之又慎，因组织活检要运用某种器械从体外直接刺入病灶，进行组织破坏性取样，属创伤性检查，特别是如操作不严密，很可能造成癌细胞播散，因此要特别慎重，除非是权威会诊认定确有检查的必要性。

（2）有关影像检查设备的情况，这里也让阅者有一个基本的了解。影像检查设备为高端技术领域，随着科学技术的高速发展，各项高精尖的科研新成果首先在医疗领域广泛得到应用，各种检验仪器、检查设备不断更新，技术性能大幅度提升，特别是影像检查设备,由于计算机技术和影像技术的迅速发展,已普遍由早期的模拟信号发展为高清数字信号,由几十万像素的低解像度成像发展到上千万像素的高解像度成像水平,各种先进的检验仪器、检查设备在各医疗机构迅速应用于临床,为各类疾病的极早、准确诊断提供了十分有效的手段。但因检测仪器需要巨额投资,各级医疗机构的设备选择存在一定差异,因此不同等级医院,做的同一项检查,开具的同一检查项目的检查报告的准确性、可靠性就可能会存在差异。当然对于一般常见病的常规检查项目,患者就地就近是可以接受的,而对初步检查疑有乳腺疾病的朋友,就应力求到省级医院或上级医院一次性做全面、正规检查为好,因为除了设备的先进程度存在差别外,还有医生对影像片的读片水平、临床经验存在很大差异。另外,有些下级医院的检验检查报告,上级医院可能不予认可。

（3）对在疾病诊断时采用肿瘤组织穿刺活检的看法:如经 B 超、X 线钼靶检查已确认为肿瘤,这时做组织活检仅是对肿瘤性质属良性还是恶性进行区别定性。如钼靶检查已认定是肿瘤组织,不论肿瘤是属什么性质,终究像是隐藏在体内的定时炸弹一样随时可能爆发。现实当中,有很多钼靶检查确认肿块为肿瘤的患者,有的因当机立断、明智决策、及时手术,而避免了一场灾难,仍像正常人一样继续生活;而有的因对乳腺癌缺乏认知、恐惧环境的言论压力、恐惧手术损伤,而侥幸地在内心承受着巨大的精神折磨,延误时机酿成灾难;有的甚至最终丧失生命。朋友们应该很清醒地对待这个问题。

五、不堪回首的失误

这是我们历时近两年的就医诊断过程,当初的无知、频频的失误酿成惨痛的灾难,现在回忆起来仍令我痛不疾首。我夫人是当地中心医院的一位医务工作者,一个典型的追求完美型职业女性,工作上历来是兢兢业业,事事在人前,追求工作先进。

2006 年,对我夫人单位来说是一个不详的年份,单位不知是中了哪门邪,一年中前后查出 7 名员工患了不治之症,我夫人是这不幸中的一个,一年中整个单位像被阴云笼罩,驱之不散,勤于传闻的人更是奔走相告,一时间一片哗然。其实我夫人的不幸要从一年前的失误开始,我夫人她在 1998 年曾做过脑垂体瘤迦玛刀手术,术后一直是我重点关注的问题,8 年来耗去了我不少精力财力,所幸尚能保持稳定,但乳腺及女性周期方面又出现不少异常现象，泌乳素、内分泌指标大起大落，处于一种极不稳定的状态，始终依赖药物抑制。当时我们对乳腺疾病缺乏认识，我夫人身在医院，总认为关注健康更加便捷，经常请教医生：周期异常，医生讲这样反而好，少麻烦；胆固醇低于正常下限，医生讲不可能，一定是弄错了；乳腺有异常，医生认为乳腺增生，现在太普遍了……就这样一次次地放松了警惕。但一系列的异常现象，一直是我心中的一个结，思考再三，决定选择时机到外地医院做一次检查。经反复做思想工作，2005 年 3 月我夫人勉强请了一天假到大市医院，巧遇一位上海某大医院刚退休的老专家，认真诊查后，这位专家很负责任地对我们讲："脑部病灶情况还好，比较稳定，但要坚持继续服药，当务之急是乳腺问题要重视。"老专家要我们先到大市中心医院做个钼靶检查，同时建议我们要到大城市正规医院做进一步的诊断。当时这位专家的提醒令我夫人感到有些意外，与单位联系续了半天假，第二天一早就赶到中心医院接受了钼靶 X 线检查，当时对这项检查缺乏认识，过于匆忙，检查报告结论是"增生腺瘤，建议定期随访"，令人不敢相信，我们提出索要 X 片到外地诊断，这位医生竟一口回避说："这个我们医院有规定，胶片要留存，不提供给患者。"经一番协商无效，只好作罢（事后分析，这分明是部分医院商业导向下的不负责任行为，是我们酿成以后重大灾难的第一个失误）。因下午还要赶回单位上班，所以也没顾及向那位上海专家反馈情况，即匆匆返回。检查报告中突然出现"腺瘤"这两个不详的字眼，我夫人认为不可能，但在我心里引起了巨大震动，经过一番酝酿，决定 4 月份直赴省城南京。因我们当时对乳腺疾病的无知，也没有认真做调查选择，阴差阳错，一下在 ×× 医院撞上了一位乳腺专科的专家，经阅看钼靶报告、查体后，这位专家很自信地说："我看不像，我认为是导管炎，注意观察，定期检查。"（如当时备有 X 片，也许诊断尚有不同）大城市大医院专家作出如此明确的结论，我夫人当时真是感恩万分，压在心里的重锤终于放下了，精神彻底解放，眼前一亮，顿觉一身轻松。人的本能都是一切会向好的方面畅想，那位上海老专家的提醒渐渐被我们淡忘了，这也许就是侥幸心理的潜意识。既然不像，增生也好，导管炎也好，好像都只是女性的一般常见病了，以后的一年中，我们也采取了两项积极措施：一是当时有种叫"小金丹"的小药丸，据讲对这类症状有很好的治疗作用，我夫人经请教医生后，决定先用该药进行治疗，从第一代吃到第二代，吃了近一年时间，病情似乎未觉进展。二是为调理身体，增强体质，选择了当时漫天宣传的巴西蜂胶产品，虽然每瓶 100 毫升近千元的高价，只求能改善体况，还是接受了，吃了近一年，在表象上看似乎体况有所改善（病后才知道这又是一个错误，蜂类制品，特别是蜂胶产品，是乳腺癌患者的大忌之物）。此期间还误食了别人送的一大包油爆鱼肚，这也是乳腺癌患者禁忌的大发之物。2006年4月份，在单位进行的一次跟踪B超检查时觉得有些变化，病灶已约有1厘米，请教专科医生，这位医生似乎关心地说："再观察吧，还太小，手术打开就找不到了。"（事后分析，这又是一次致命的失误。）当时我们对乳腺疾病太缺乏知识，存有侥幸，不知道应早发现早治疗的临床谨言，也许是我们目光短浅，难为这位医生了，一时间思想再次放松了。当时因为大家庭中的一件意外事件，使夫人在精神上也遭受到伤害。之后我多次提醒，建议避开单位，到外地医院认真检查，我夫人也迟迟不愿接受。9月份，我夫人的姐姐，当时在广东省文联任职，百忙中回家乡看望90高龄的老母亲，暂住我家，单独与我交流时，我讲到夫人健康方面的情况，引起她的高度重视，很认真地说："这个可不能马虎，好，我来想办法。"她动了一番脑筋，第二天说服我夫人在单位又接受了一次B超检查，这一检查终于爆发了不愿接受的现实，B超医生讲："哎呀，不好，长大了。"听到这一报告，我夫人和她姐姐同时感到紧张，立即找到专科医生，经进一步检查，医生似乎也感到意外，建议立即到外地医院检查确诊。回家后，我得知这一消息，已知道事态严重，其实我内心已早有种不详的预感。为稳定夫人情绪，我安慰道："不要紧张，那就到南京找大医院全面检查一下再说，也许是一场虚惊。"第二天我夫人极力控制住内心的紧张情绪，很平静地到单位请了两天假，说要到外地检查一下身体，仅简单交待了一下手上的工作。谁知从此就告别了她数十年为之默默奉献的岗位，陷入了疾病的泥潭，卷入了一场生与死的较量。

术后方知，在这短短的半年中，我夫人因精神上遭受的伤害、思想上背负的压力，促使肿瘤急速扩增，以体积计扩大了数十倍，这完全是因精神因素酿成的最终恶果。痛切反思：自己的无知、多方的失误、频频的误诊及精神因素酿成最终的灾难，这一切已无从追究，只有丈夫应承担这无可推卸的责任。

六、对乳腺癌疾病诊治的思考

不少临床信息和文献、专著这样认为："乳腺本身是一个内分泌器官""乳腺癌是一种全身性疾病""乳腺癌及多种乳腺疾病的发生与女性体内激素紊乱、内分泌失调密切相关""临床上把含有 100 万个癌细胞、直径 1 mm 的肿瘤病灶定义为微小转移灶""内分泌治疗可以消灭微小转移灶"。以上信息告诉我们：乳腺良性病灶及乳腺癌的前期病灶（即已含有微小病灶），西医可以通过内分泌药物进行治疗，或调控内分泌平衡来抑制病情的进展；中医也可以根据辩证论治的中医理论调整体内生理平衡，达到提升机体免疫功能，抑制病情的进展。临床上也认为，有的乳腺增生可能发展到一定阶段不再发展，良性病灶也可能永远停止在一个状态不再进展。事实上目前西医对乳腺疾病的认识还仅处在一种初期阶段，很多现象还未知其所以然，临床往往解释为"病因不明"。

1. 临床医学理论指导下的疾病诊治现状

现在人们认识的应对疾病诊治的主要医疗机构，仅是医学体系中的临床医学部分，医疗人员对疾病诊治主要是根据临床医学理论。乳腺癌主要是根据表现出的体外症象判断，通过触诊和影像检查，以发现有形病灶为依据来确诊。在有形病灶没有达到确诊指征时，很多缺乏临床经验的医生往往则以"乳腺增生""注意观察、定期检查"来安慰就诊者，将也许已具有疑似病症的早期患者拒之门外，以继续观察发展速度的方法作为判断依据，待肿块增大到一定程度后才确诊治疗。这种仅由普外科单医科操控的诊断机制，使得普外科医生不考虑建议未达手术指征的就诊者应先到内分泌科、肿瘤内科或中医科接受适当的抑制治疗措施，或建议从生活方式、精神情绪的源头来防控，而酿成不少本可得到很好治疗的早期乳腺癌患者痛失最佳治疗期。金宗浩教授在其专著中讲到："乳腺癌恶性细胞的发展和形成有着一个漫长的过程，在来院就诊的患者中，有超过 50% 的患者早已发生了血行转移，只是用目前的诊断方法尚不能正确定位和检出。"金宗浩教授的这一段讲话，告诉人们当前医学临床上的一个现实：大量经西医普外科医生检查一时不能确诊的"注意观察，定期检查"的疑似患者，实际体内增生病灶也许已开始向肿瘤病灶转化，良性病灶也许已开始向恶性病灶转化，或也许已形成有若干个当前影像检查还不能检出的微小病灶，乳腺癌具有多病灶特性，很多病灶也许已经属于早期乳腺癌。

2. 树立积极防控意识

针对临床上还要待其继续发展才能被确诊的就诊者，医学临床上如能将现有"早发现早治疗"的治疗方针完善为"积极防控、早发现早治疗"，普外科医生若能普遍树立积极防控的意识，对很多疑似患者，建议先到内分泌科、肿瘤内科等相关医科认真检查一下体内激素水平、内分泌指标，适度地接受一定的内分泌调控治疗；或建议先接受一定的中医调控治疗；或指导就诊者注意纠正生活中的不良习惯，也许大量的这类疑似患者就能通过药物控制或生活调整，达到早期病情不再继续进展，甚至逆转的效果。

3. 建议建立乳腺疾病综合诊治科

面对当前的医疗现状和诊治机制，建议有条件的医疗单位能针对女性乳腺疾病如此高发且难以界定的问题，尝试建立由普外科、内分泌科、中医科等相关医科具有丰富临床经验的高级专家组成"乳腺疾病综合诊治科"，充分发挥各医科的优势，建立"积极防控、早发现早治疗"的诊治体系，从多视角对乳腺癌疑似病例进行综合分析诊断，指导进行调理性、防控性治疗或及时进行外科手术治疗。

（1）对生理周期紊乱、早期的增生及早期乳腺良性病例，建议先通过中医手段调整生理平衡，并指导其改变不良生活习惯，以调整生理平衡为目标，让体内的抑癌基因与促癌基因稳定在一个平衡状态。

（2）对还未符合手术治疗指征的早期疑似病例，先进行内分泌调整或治疗，让体内激素水平、内分泌指标趋向平衡，以调整防控为目标。

（3）对已确诊为乳腺癌的患者，及时安排手术治疗，达到早发现早治疗的目的。

在现有医疗机制下，一个很具规模的省级医院，一年也只能收治（手术）千例乳腺癌患者，如树立"积极防控"意识，建立"乳腺疾病综合诊治科"，每年也许可使数千甚至上万名就诊者、疑似病例能与灾难擦肩而过、转危为安、免遭不幸，社会上乳腺癌的发生率也许会大幅降低。

第五章
理性面对西医的规范治疗

第五章　理性面对西医的规范治疗

　　本章重点介绍我们经历规范治疗的一点体会,建议患者在治疗过程中应特别注意的问题。回忆当初在疾病诊断的过程中因为无知而频频发生失误、误诊,最后遭遇不幸的惨痛教训,因此,在不可抗拒的灾难降临后,在面对疾病的治疗时,我们一改过去的盲目无知,放弃了一切事业的追求,全身心地投入到了这场人生的巨大挑战中。通过多种方式广泛获集各方信息,对面临的每一个问题都采取了十分谨慎认真的态度,平稳经历了半年多时间的规范治疗。回顾这一段惨烈的经历,犹如爬雪山、过草地,步步如履薄冰,幸运的是整个治疗过程没有再发生一次失误,为能平安走过五年的康复之路打下了基础,与下文病例 7 和第四章病例 5、病例 6 及第六章病例 8 的遭遇相比我们可谓幸运,这一切首先得益于我们在选择治疗医院、医生时,走对了路、找对了人。在这里我们将规范治疗中的一点体会和认识介绍给朋友们,供患者在治疗过程中参考把握。

　　乳腺癌的治疗,目前主要是在西方医学理论指导下,采用包括手术、化疗、放疗、内分泌治疗等在内的综合治疗方法。在临床上一般称为常规治疗或规范治疗。疾病一经确诊,就必然要进入下一步疾病的治疗。 患者在疾病诊断过程中如造成失误、误诊,将导致患者可能痛失宝贵的最佳治疗期,而治疗期如再出现失误(缺乏认知的患者及家人也许并不觉察),那潜在的后果将可能导致患者生命的丧失。因此如何避免在治疗过程中出现失误,就成了患者家人(丈夫)要特别谨慎对待的问题,走错任一步都可能造成无法挽回的后果。

　　有专家指出:乳腺癌是一个病因非常复杂的病种,是病灶表现在乳腺器官上的全身性疾病,乳腺癌的发生有着很多不同的形式,有很多目前在医学上还是未解之谜。如把胰腺癌比作是单一的一个人,那么乳腺癌就好像是 100 个不同面孔的人群,因此同样的治疗手段对不同的患者会产生不同的效果。可见乳腺癌诊断、治疗、康复的难度。很多患者及家人对乳腺癌(包括其他肿瘤疾病)的治疗缺乏充分的认识,认为患者只要住进医院,交给医生就行了,如家人仍然处于这种无知状态,丈夫没有认识到钟南山院士的忠告,没有认识到自己肩上已担负着救治病人生命的重要责任,不作选择地在缺乏临床经验的基层医院接受治疗,就很难保证治疗过程中不会发生种种失误,生命丧失的悲剧(往往在康复期)就很难避免,这样的悲剧一直在频频发生,令人遗憾,令人痛心。

一、一场应对 HER 的特殊战役

自 2006 年 9 月我们跨入江苏省人民医院那一刻起,就从此改变了命运、改变了人生,在历时半年的治疗过程中,犹如爬雪山、过草地,步步如履薄冰。手术没有给夫人带来太大痛苦,而且伤口愈合很好,整个化疗过程有强有力的家庭支持,也没有使我倒下,而令我几乎精神崩溃的却是 HER(HER-2、C-erbB2)的恐怖、基因的不可逆转,使我真正落入了人生的谷底,一片惘然。但理智告诉了我落入谷底并不可怕,可怕的是崩溃、无知,谷底求生,任何努力都将是一种上行、都将预示着一种转机、都将可能带来新的希望,这种信念一直在支撑着我。然而一切均是在重重迷雾中摸索,在一片迷惘中挣扎。

回忆当年,我内心带着一种不祥的预感,极力稳定着夫人的情绪安慰道:"不要紧张,到南京找大医院全面检查一下,也许是一场虚惊。"而 A 医生的专家诊,令我大感震惊,仅数分钟的临床检查就很果断地作出判断,要我们立即办理入院手续,列行术前检查,第二天手术。这使我始料未及,本是想先来找专家检查确诊,还满脑子抱有会相安无事的侥幸,想不到如此刻不容缓,让我措手不及。匆忙办理好入院手续,随后又奔波于各科室的检验检查。在钼靶检查室一位资深的老专家见状讲:"哎呀,还做什么检查,赶紧手术吧……你们找的是哪位专家?"当我们告知后这位专家带安慰地讲:"那好,那就有救了。"匆忙中似乎已经麻木不及反应了,更不知其中的凶险,只能撑着笑脸道声谢谢,并趁势安慰夫人:"好,好,别紧张,有救了……也许是良性的,拿掉就没事了。"事后方知 A 医生如此果断地决策,是在与时间、与癌细胞赛跑，医生的一念之差对患者来说是性命攸关的。A医生高超的医术、救死扶伤的高尚医风、果断的决策不得不令我们敬佩，夫人终于有救了。

第二天手术进行了约4小时，夫人状态尚正常，这使我稍松了口气，术后的护理基本由她专程赶来的几位姐姐包下了。令我期盼的是肿瘤性质的医学界定，最后的一线希望，还需等一周后病理报告的出示。9月26日手术，正好又逢国庆长假，这是一段令人十分恐惧揪心的等待，这时医生们都已十分清楚，但对患者的讲话十分谨慎："等报告出来再说吧。"有经验的病友从手术时间已能判断肿瘤的性质，悄悄告诉我："可能不是好东西。"其实我心里也已有预感，有心理准备。夫人从周边的气氛中也有所觉察，为了掩饰脆弱，只是蒙在被里，暗自流泪。几位姐姐想着法儿宽慰她，稳定她的情绪，我也顺势安慰夫人："不着急，就等几天吧，也许还是早期，开掉就没事了。"

1. 意外的惊雷

漫长的8天熬过去了，10月4日下午，医生悄悄通知我到办公室去一下，说病理报告出来了，并征求我的意见如何与病人见面。病理报告打破了我原先的一切侥幸，现实已不容争辩，而且远非我想象得那么简单、那么乐观。从医生的介绍中，一项从未听说过的HER-2指标令我大惊失色，这也是专家们所不愿看到的，因为临床上80%的患者该指标均呈阴性，愈后普遍较好，而如呈阳性，那可谓不幸中之不幸，常规化疗、放疗都将不能充分显效。据专家介绍，国外已研究出一种靶向药物赫赛汀可以对这类病例显效，国内刚进入临床，但患者要承担30万元的治疗费用。医生介绍完情况后说："你们考虑一下。"这突如其来的惊雷太不可思议了，什么HER？什么靶向？什么赫赛汀？从未听说过，脑子一下晕了。这些将如何向我夫人公开？当即与医生协商先暂缓一下，待我好好想想。藏好报告返回病房，夫人迫不及待追问什么事，我故作轻松地讲："医生在电脑上已经查到部分检查情况，全部结果可能要到明天才能出来。"夫人似信非信，总觉得气氛异常，焦躁不安起来，我只能先顺势透露一点："看来有点麻烦，可能还要化疗一段时间。""什么……"夫人情绪一下激愤起来。连日来伤口状态感觉很好，她原来盘算着再住几天就打算出院了，单位上只要再续几天假，不知不觉就又能像常人一样回去上班了，如此美好的期盼，一下成泡影，这太令她难以接受了。连日来一直守护在她身边的几位姐姐，擦洗按摩讲幽默说笑话，一直在调整她的情绪,这时全力配合换着法子做解释工作,才慢慢稳定住夫人的情绪,而我除了要应对眼前的场面外,心里还需慎重考虑如何应对这种严峻的局面。首先是如何向夫人公开病理报告,她是懂医的,如实公开必然会使她精神崩溃,无法控制。当晚我便联系在当地某设计院工作的外甥,请他赶往医院帮我将报告中有关指标作一些技术处理,特别是将 HER 指标降一个等级,第二天上午一定要送过来。外甥心领神会并答应一定保密。这是一个辗转万千无法入睡的不眠之夜,原先从平时听到的一些成功病例,似乎还寄于一线希望,相信我们只要尽力一定能创造奇迹,而新出现的 HER 到底是怎么回事、如何凶险,这又是一个意外惊雷,不会是一场恶梦、一场虚惊吧!

面对突如其来的惊雷,是梦是真?怎么回事?该如何应对?如何决策?不知煎熬了多少个不眠之夜,真可谓愁断肝肠,老天爷的这个玩笑开得太大了!

强忍着极度的惊恐悲伤,我很快回到现实中来,人生的经历使我养成了能冷静面对重大事件的能力,别无选择,必须相信自己的能力。经反复思考,当务之急必须向夫人通报病情,这已无法退避。经慎重考虑,决定采取逐步释放的方式慢慢让她接受事实,争取她的配合治疗。这个阶段病人的敏感度极高,因此与她的哥哥姐姐们协商好,有关病情只能由我一人把握一步一步向她公开,姐姐们负责配合稳定她的情绪。第二天,外甥准时送来报告,我假说到办公室打听一下情况,转溜一圈后拿着报告返回病房,神情轻松语气迷糊地告诉她一些常规指标,关于 HER 指标我说:"还不太清楚,只是有一点弱阳性,不过你放心一定会尽最大努力,你只要配合治疗就行,一切听医生意见。"因敏感问题未深化、具体,让她仅有一个模糊概念,蒙过了这一关。我和夫人双方都是多亲戚家庭,而且感情亲密素有经济往来,事发后,震惊之余大家都给予极大的关注,纷纷伸出援助之手,一时间汇成了一股强有力的家庭支持力量。

接下来将要面对的是如何解开谜团弄清真相、确定治疗方案、筹措治疗费用、应对化疗等一系列事情。

2. 治疗方案的认定

确定治疗方案,首先要弄清病理报告中的 HER,果真如医生所讲如此凶险?一定要用靶向治疗吗?因过几天就要定治疗方案开始化疗,刻不容缓,立即启动一切可利用的亲属资源,将病理报告电传发往浙江亲戚、广州亲戚,请教权威专家分析；通过国际长途将病情、病理报告告知在美国从事生物工程研究的外甥，了解美国当前对此病情的最佳治疗方案。两天后各方信息陆续反馈，杭州邵逸夫医院权威专家的解答是："根据病情靶向药物一定要用。"广州中山医院权威专家的答复是："这种病例，靶向药物不是可用可不用，而是必须要用。"美国外甥又与我几次电话，找了权威专家开出了三组治疗方案，通过网络发到我南京外甥的邮箱中，建议我们应首选第一方案。这三方面的权威信息，消除了我心中的疑惑，没有任何侥幸。治疗不可延误，医院方面综合病理报告的各项指标，结合国内外临床经验，很快研究制订出两组治疗方案，通知征求我的意见，并要签定方案认定书，一组是采用靶向治疗，一组是采用常规治疗。采用靶向治疗，临床上定为一线方案，全部费用约要 40 万元；采用常规治疗，临床上定为二线方案，全部费用约 10 万元。我悄悄拿出外甥发来的美国方案，一对照，惊异地看到院方的一线方案竟与美国方案中的第一方案毫无差异（之后 B 医生的评价又证明了这一点），方案的正确性不容置疑。关于费用，几天前解读病理报告时医生曾经讲过使用靶向药物要 30 万元，怎么又变成 40 万元了？当时我心里一愣，心想家里的房子没了。抢救生命在即，容不得犹豫，她的哥哥姐姐纷纷表态：你算一下，还差多少我们来。几天来，我盘算了一下自己各方储备及她的哥哥姐姐的支持，30 万元基本凑足，今天一下又变了。了解后才知道，原来 30 万元仅是靶向药物的单药使用费，其中还要组合使用的紫杉类药一次还要 1 万多元，这样加上手术等各种费用全部合起来确实得 40 万元。一直在关心着我的家里亲戚——南京的哥哥姐姐、家乡的姐姐妹妹也早在等待消息，随时准备支助。这时我主动与夫人的哥哥姐姐们讲这些就由我亲戚先来筹措。我向亲戚们发出求助后，第二天家乡的姐姐就专程将筹款送来了。治疗方案签定了，治疗费用落实了，开始等待化疗的进行。

3. 艰难的病理定性

方案已经确定，化疗已在进行，但心中的一系列疑问谜团仍没有弄清，会不会有什么不确定？真的是 HER 阳性？真的这样凶险吗？靶向药物真的能治愈我夫人的顽疾吗？带着一系列疑问，首先要弄清 HER 的凶险真相，这是认定治疗方案的依据，关系到治疗成败的大问题，虽然方案已定，化疗已在进行，但仍是必要的，万一有误还可及时补救。首先要搜集资料信息，幸好现在获得信息资源的途径很多，只要潜下心来查阅总会有收获：书店里的相关书籍大多都浏览了；网上搜索到的相关信息下载后再找文印社打印；在省院的一个小山坡上意外发现了医院的图书资料馆，使我喜出望外，那儿主要是供院内医务人员学习深造查找资料的地方，我在介绍身份及经历后，得到馆内人员的同情，破例准予进入翻阅书报资料并可复印，这使我得到了很多珍贵的医学资料和临床信息。所有信息经整理分析，我对HER 有了一定的认识，证明病情确实不乐观，不过目前用药正确对于闯过眼前的治疗关心里有了一点儿底，高度紧张的心弦终于可稍作放松。夫人内心一直高度紧张，有一次她悄悄找到 A 医生，询问化疗方面的情况，A 医生很关心地安慰她："你还很年轻，药要给你用得重一点！"

"我还能过得了化疗关吗？"夫人不安地问。

"到目前为止我们这里还没有过不了化疗关的！"

"能让我再过两年我也就满足了。"

"怎么也得让你活到 80 岁！"

夫人一下子乐了，连连感谢。A 医生的这一番安慰，多少年来一直珍藏在我夫人心里，给予她勇于面对疾病的信心和力量。

4. 又一个新的疑问

我在整理分析资料过程中又产生一个新的疑惑，这是不能放过的一个疑虑，当时临床上对 HER 指标的界定有两种检测方法，国际医学界公认的是FISH 权威检测法，当时国内只有北京、上海、广州三家医院能采用此方法，各省院临床上普遍采用的是 IHC 检测法，临床上虽然认可但不具有权威性。我不禁在想：在标本有代表性、试剂有效、检验人员操作严谨规范的情况下，FISH 检测法是正确无误不会存在误差的；而 IHC 检测法是否可能存在误差存在不确定性，是否会影响治疗方案的正确性？毕竟性命相关，同时对患者来讲也是数十万元治疗费用投入是否有效，今后更大费用投入是否有意义……经进一步了解，也曾有患者家人向院方申请要求将肿瘤标本借出复检，也确有差误的先例，但这样似乎带有否认院方检验结果、病理报告的意思，因此院方医务人员一般不会主动建议，这可以理解，但这个问题不可含糊，非同小可，万一有误那可真将是人财两空了。

5. 第一次复检失败

考虑再三，决定还是应进行标本复检，充分定性。这是一个十分费时费神的过程,困难重重。了解到上海是采用 FISH 权威检测法,而且相比北京,上海办理方便,所以决定选择上海。进一步了解到上海接受标本检测的有上海肿瘤医院和华山医院两家,联系好上海肿瘤医院,问清一切相关事项后,硬着头皮亲自找到省院病理科、找到标本档案室,想好一切求助办法。工作人员有点勉为其难,经一再恳求,告知必须要填写申请书,还得报科室领导批准;找到科室领导,告知申请书要经原检验人员签字(这是一个难点,似乎向检验人员提出了质疑,得要注意方法);找到原检验人员,经一番诉说求助,征得理解后签好字再按序上行;最后在标本档案室交付押金后取得病理标本。一番努力终于拿到标本,觉得事情已办成一半,深深呼了一口气,好不轻松。之后立即电话告知夫人标本拿到了,赶回住所安排说服好夫人,这时她也认识到弄清这项指标的重要性和将来难以承受巨资费用的压力,因此支持我出行办理此事。我心想如能被上海一票否决将是多大的幸事,心中更燃起了生的希望。第二天一早我赶乘早班火车直奔上海,由于事先已查清地图筹划好行程,一切均顺利办成,约定四天后来取报告,当晚班车又返回南京。因化疗进程是不可延缓的,这时靶向药物已使用一个疗程,下一期的药源已在联系中等待落实,若复检认为有异可立即刹车,因此复检结论必须要在下一期用药前落定。多项工作在同时进行中,期盼可能出现转机。

又是一个特别令人焦躁的等待,凶吉未卜。刚到第三天,夫人已按捺不住,催着要我与上海联系"是否明天能取到报告"。电话联系后,上海方面回复标本刚备齐,还要等三天,解释说:"要 40 个标本备齐才能开机。"

无奈,只好先安抚好夫人,又熬过三天,再次电话,上海方面解释说:"试剂失效了,结果不准确,要重新做。"

又过了两天再次电话,解释说:"试剂缺货了,要联系从国外进口。"

天哪,怎么会有这样的事,到底是什么问题? 不能再这样等下去了,我想到赶紧转华山医院,又一个电话打过去要求将标本取出送华山医院,电话回复说:"华山医院只是接受标本,也是送我院做。"这下看来彻底无望了。看着下一期化疗时间一天天临近,怎么办? 总不能就此中断。

6. 第二次复检定性

这时又想到还有北京、广州,但如何进行,这可非易事,先要到上海取回标本,再转送哪一家? 何时可以做? 何时能取到报告? 这些都是问号。这样一个过程,将要耗费大量精力,而且时间也不允许了。怎么办?一转念一个新的设想形成:再设法拿到省院的另一份存档病理标本,特快方式送广州,请她四姐在广州找权威单位复检,报告电传南京。

如此运行,如环环顺利,也许还能赶上。既然方案可行,各方立即行动。首先联系广州方面,她姐姐在广州有一定社交能力,查知广州中山医院具有该项权威检测能力,当即驱车赶往医院找到相关专家,联系病理科,查知计划两天后开机检测,还缺几个标本位,立即协商落实保留一个标本位,标本两天后一定送到,一切神速,半天内全部搞定。与此同时,我在省院协商存档标本的事经一番努力,终于感动医院管理人员,同意破例暂时借出。也许是真情的感动,管理人员将所存20多个标本全部给了我(使广州中山医院作出了一份国内最全项的病理报告),充分体现了院方救死扶伤、以人为本的医疗理念。我喜出望外,如获至宝,充分包裹后直奔邮局(已查知邮局有一种航空特快快递业务,通过航空可保证邮件在48小时内送达国内任何地方),邮政人员说发广州明天就可以收到。算一下时间,一切顺利则应能在下期化疗前见到报告。这又是一个漫长的期待,希望与失望、庆幸与恐惧并存。一次次解释、一次次安抚,夫人始终焦躁不安,彻夜难眠,渐渐不能自控,最后终于爆发了:"不管怎么样,坚决不化疗了(不用靶向药)。"因我向她透露的病情,靶向药是可用可不用,仅是为了保险,她渐渐觉得这样用下去,增添大家的负担,不是办法,心里无法承受。一天下午报告终于出来了,四姐立即赶往医院,拿到报告随即找到权威专家请教:"病情如何?还有救吗?靶向药物是否可不用?"专家看完报告再次明确地讲:"不是可用可不用,是必须要用。"四姐电话我:"报告出来了,那个指标没改变,还有很多指标我不懂,你快找个地方我先把报告电传给你。"我随即在沿街找到一个可电传的文印部,看着打出的报告,这可算是终极判决了,指标显示没希望了,但心里定了,悬着的心实在受不了了。细看报告发现其中 PR 指标为阳性,这是唯一可喜的改变,我知道如无误这能为将来接受内分泌治疗增加一丝希望(为让本病例更具有临床价值,让阅读本书的患者及家人更能建立与疾病抗争的信心,在这里首次将两院的病理报告无保留地出示给朋友们,见图5.1~图5.3。如医务人员用于临床研究,可根据住院号从医院病例档案库中调取治疗过程全部病例报告)。

因回去报告得向夫人公开,又在文印社将有关指标做了处理,匆匆赶回住所。

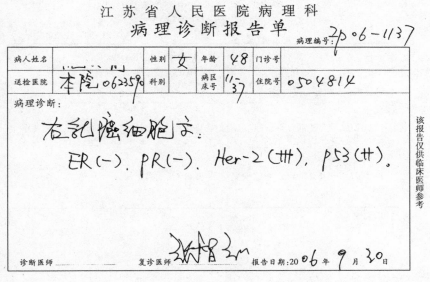

江苏省人民医院病理科

病理诊断报告单

病理编号: 2p06-1137

病人姓名		性别	女	年龄	48	门诊号	
送检医院	本院 062359	科别		病区床号	11~37	住院号	0504814

病理诊断:

右乳癌细胞学:

ER(-), PR(-), Her-2(卌), p53(卌).

该报告仅供临床医师参考

诊断医师 ___ 复诊医师 ___ 报告日期: 20 06 年 9 月 30 日

图 5.1

江苏省人民医院病理科

病理诊断报告单

病理编号: 0023590

人姓名		性别	8	年龄	48	门诊号	
检医院		科别		病区床号	?~3	住院号	0504814

理诊断: 右侧乳腺癌手术标本:

浸润性导管癌, 大小约 4×3.5×2.5 cm;

基底切缘及乳头未见癌组织;

同侧腋下淋巴结见癌转移 (3/18).

诊断医师 乔东访 复诊医师 ___ 报告日期: 20 06 年 09 月 29 日

图 5.2

中山大学附属肿瘤医院病理科
病理会诊图文报告
会诊号: 068952/2007

姓名:	性别:女	年龄:48 岁	玻片号:0623590*9 HE
科室:门诊	病历号:		临床诊断:右乳浸润性导管癌

会诊医院:江苏省人民医院　　　　　　　　　送检日期: 2007.02.05

会诊意见:

　　(右乳腺)浸润性导管癌III级,乳头未见癌;送检淋巴结18枚,3/18见癌转移。免疫组化示ER(-),PR(+),CerbB2(+++),VEGF(-),P53(+++),Ki67(++)。

2007-2-7补充Her-2 原位杂交结果:Her2基因高扩增。

病理医师:何洁华
诊断日期:2007.02.05

图 5.3

7. 希望再次破灭

　　刚刚燃起的一线希望又破灭了,知道免不了又是一番激愤,我很谨慎地向夫人解释着指标,果不出所料夫人一下又爆发了。

　　"不用,不用,为什么一定要用!"

　　"就用两次吧。"

　　"不行,不管怎样,坚决不用!"

　　"药已经买下了,怎么能不用,又退不了的。"好说歹说,她的哥哥姐姐一起做工作,她才勉强答应。

　　"就再用一次,以后不用了。"

　　"好吧,好吧,再听医生的。"

　　先过了这一关再说,太长时间的压抑折磨,我知道夫人这时的思想很复杂,考虑的不仅是疾病,还有经济压力,不能让大家跟着受累。其实我并没有让她知道如何运筹的,我懂得不少患者在这时往往会因经济问题而拒绝治疗,这是切切要谨慎的,我曾向她表示过:"费用是我的事你不要管,你只要听医生的,配合治疗就行。"夫人已经经受了疾病的摧残、精神的创伤,不能再因经济问题增加她的心理压力,这样对治疗是十分不利的。心想老家还有一套祖房未分割,我向她慎重承诺了两点:"你的病一定要治好;借的钱我一定会还。"知道第二天又要入院进行化疗前的体检,身体千万不能出岔子,这样才又平息了这场风波。

用药时与药师协商要到赫赛汀的药品说明书,说明书非常详细,不良反应列了几十项,不敢看下去。药品使用说明这样写到:"可长期单药连续使用,可一直用到疾病进展。"越看越不踏实了,怎么要连续使用? 怎么疾病还会进展? 再次翻阅大量资料,认识进一步加深,总体认识:靶向药物对 HER 阳性病例有很好的抑制作用,能有效控制病情进展,可配合化疗药物在化疗过程中使用,也可在化疗结束后继续单药使用,相对于化疗药物对身体的毒副作用较小。2006 年的临床信息中国外已有连续使用 7 年而能保持病情稳定,有效控制病情进展的报道,也有连续使用一段时间后,抑制作用渐渐消失而病情又继续进展的可能,所以药品说明中示为可连续使用至疾病进展。在我们治疗期间曾认识一位 HER 阳性患者,治疗期间靶向药物连续使用一年尚保持了病情稳定,进入第二年因不能接受 30 万元的用药费用,患者决定停止使用,结果未跨过第二年就匆匆离世了。到头来靶向药物还仅是阶段性抑制病情,并不能治愈疾病,这下麻烦了。但不管怎么说,总得要先过了眼前这一关。化疗在继续进行中。

8. 破谜基因

一次极好的机会,获知省院不日将举办一期有关乳腺癌康复的讲座,这正是我下一步要探索的。当天早晨我早早赶到会场,因我带着很多疑问要抓住机会向专家求教,顾不上会场是否有什么安排,在第一排的最佳位置坐下。讲座重点是围绕乳腺癌患者的愈后,主要是依据病理报告中瘤体大小、淋巴转移、HER 性质三项指标评估患者的愈后。会间我提出的不少疑问专家都作了认真解答,可惜均不是我所期望的。针对夫人病情总体评价属于高危复发转移型(愈后最不佳),不由心里一颤,当请教 HER 阳性病例通过靶向治疗是否可以改变阳性体质时,专家答复:"HER 的性质是基因决定的,基因是不可改变的。"当再请教到一些疑问时,专家讲:"你这个问题比较前沿了。"专家无可奉告了。一次很有价值的讲座,解开了不少谜团,但使我信心大挫,基因决定? 不可改变? 一下又晕了。两腿发软,记不清是怎么回到住所的。

基因对常人是一个极专业很神秘的字眼,深不可测的领域,预示着不可逾越、不可改变。如某种疾病关联上基因,可谓是上天注定,神仙也无能为力了。专家的解答是有医学理论依据的,毋庸置疑,但善于钻研的我还是不甘心,挤出时间又一头扎进省院资料馆,有关基因学的专著文献翻了一大堆,有点摸不着头脑,定下心来从字里行间渐渐似是而非地看出一点眉目："在所有人类基因中只有约 1/4 的基因是自动表达的，而大多数基因都是在特定的条件下才进行表达。""基因是不变的。""通过改变基因表达的环境（条件）来控制基因的表达。"另有生物学文献认为"基因表达受各种因素调节"；基因营养学文献认为"基因表达需要特定的条件（环境），基因表达是可以调节的"。综合以上的文献信息，当时我理解是：

（1）健康的身体，是体内众多基因正常表达的体现，疾病的发生是某些基因异常表达和某些非正常表达基因被异常激活的结果。

（2）HER 基因不可改变，但可以通过限制它的表达环境抑制它的表达，这也许就是靶向药物的药理作用。

（3）HER 基因同样可以通过改变表达环境使基因表达失去条件，基因表达的环境就是体内复杂的生理环境、细胞环境（这也就是"331 康复指南"更深层次的内涵，是专家们一再提示改变生活的真正意义，这为我对康复期的决策找到了理论依据）。好像是在自我安慰，似乎又绝处逢生看到了一线希望。

机会终究是在呼唤有准备的人，我入了迷似的四方搜索信息，偶然在一则新闻中看到不日将在市科学会堂举办"2007 年江苏省首场肿瘤专家讲坛"的信息，这又是一个绝好的机会，我如期赶至，上午是国内多位中西医肿瘤专家分主题介绍国内外肿瘤疾病临床上的现状、可喜的进展和美好的前景，听了令人振奋。特别给我留下深刻印象的是中医专家讲肿瘤患者治疗康复过程中辅助中医治疗的十二字原则，更加坚定了我坚持中医辅助治疗的信心。下午举办现场咨询会，我选定上海肿瘤医院资深老院长，面对面求教，无保留地讲清病情、出示病理报告、咨询有关问题，老院长都一一解答，最后我特意请教 HER 阳性患者进入康复期后，靶向药物该如何应用的问题，这是压在我心里的一个重锤。老院长一番思考后说："目前治疗期靶向药必须要用足，一年后如病情能保持稳定，可每年使用一个疗程，如有复发就要连续使用了。"只要能保持病情稳定，每年只要使用一个疗程，这对我来说是一个莫大的惊喜、重大的突破，不过每年一个疗程也还要 10 万元，仍不是一个简单的小数。只要还有生路，千方百计也得向前走。

9. 再次遭遇惊恐

倍受煎熬漫长的化疗终于快结束了，因夫人的坚强，亲戚们的全力支持，整个过程尚幸顺利，未出现任何失误和意外，夫人自我感觉也不错，体重基本维持在标

准体重 ±2 公斤范围内,心想总算闯过这一关了。根据医生原先制定的整体治疗方案,化疗结束后还必须要接受一定剂量的放疗,这一直压在我心里,未敢向夫人透露。现在已不可回避,如何让她接受? 曾试探过两次都遭到她的坚决反对,我想那就等到最后由医生来说服她吧。

结束化疗出院前还要例行全面体质检查,一是评估治疗效果,二是为进入康复期建立一个基础体质档案。在众多体检项目中,ECT 骨扫描是一个重要项目,临床认为是监测骨转移的早期检查手段,能比现有 CT、MRI 等影像检查提前约 3 个月极早发现转移灶,检查虽对患者有较大的辐射损伤甚至有诱发癌症的可能,但还是必须要做。然而 ECT 报告又使我们刚盼到的一线希望再次破灭,ECT 报告诊断“局限性放射性异常,转移性病变不能除外”。“转移性病变不能除外?”天一下又崩塌了! 足量的化疗还没有控制住病症? HER 真的如此凶险? 这该如何是好? 主治医生也感到意外,为了进一步确诊,又连续做了 CT、MRI,所幸均未能进一步确认为转移征象,医生经慎重会诊分析认为有两种可能:一是 ECT 发现的早期转移灶,CT、MRI 可能还不能检出;二是也可能是某种陈旧性病灶,使 ECT 显示呈假阳性。有经验的主治医师认真分析后安慰我们:“先不要紧张,刚化疗结束现在也不可以再连续化疗,等 3 个月后做进一步检查再确诊吧!”“你们回忆一下,有没有摔倒过或有过其他外伤病史?”我夫人仔细回忆,几年前确有过摔跤的经历。最后医生在开出院报告时叮嘱我们:“你们先调养几天,先准备做放疗吧。”我接过出院报告一看又傻了。先应对眼前问题,夫人这时已被 ECT 吓破了胆,不知如何是好,是否放疗,最后还是找了 A 医生,请求最后决策。A 医生非常理解病人的心情,以很放松的语气安慰我夫人:“还是做一下吧,做一下放心。”夫人含着眼泪默默无语,我心里疏了一口气,夫人终于接受放疗了。

选择哪一家医院放疗,就设备条件应该是省肿瘤医院最强,接下来又得转入另一个战场。原来借亲戚家的住所距肿瘤医院太远,乘公交中途还要转车,每天往返恐过于劳累,正好亲戚家的房也要另有用途,所以决定住入医院病房接受治疗。办完入院手续当即又是例行入院检查,接着经专家组会诊通过电脑定位系统,准确选定放疗区域、保护范围、模板定型(抗辐射保护模铸铅板)、射线类型和放射剂量计算等一系列技术过程,最后研究制定出放疗方案。听专家讲采用的是预防性放疗方案。放疗过程中一切遵专家的指导,护理得当,所以没有造成体表过度损伤。历经了一个多月的放疗过程虽很艰难,所幸尚属顺利,但仍为康复期埋下了诸多隐患。

二、写给正在关注手术治疗的朋友

本节告诉正将接受手术治疗的患者家人(丈夫)应特别注意的问题。

乳腺癌的治疗通常首先是西医的外科手术治疗,手术治疗是目前针对乳腺癌普遍采用的主要治疗手段,已有近百年历史,手术治疗对尚无腋窝淋巴结转移的早期乳腺癌疗效最为有效。现临床上也有针对瘤体较大的患者采用先化疗后手术的新辅助治疗方案,该方案能先通过药物使肿瘤缩小,有利于手术进行,且可以为下一步制定化疗方案提供有效依据,但这种新辅助治疗延长了机体带瘤的时间,且存在部分患者因用药无效而使肿瘤进展的风险,特别是 HER-2 阳性患者术前无法界定,因此目前在医学上存在不少争议。如遇到这种情况,希望切要谨慎,最好尽快请权威专家会诊决策,切勿拖延。病例 7 就因这种决策的延误而造成患者体内肿瘤进展,是促成癌细胞扩散转移的重要因素之一。关于手术治疗,有两大关键提请家人要特别注意。

1. 选择手术医院

选择手术医院关键是要找到真正医术高明的西医外科专家,并最终落实为患者主刀,因大医院往往会多台同类手术同时进行,到底刀落谁手,这是手术关键。同时了解清楚医院是否具有两项重要的检验能力:

第一个是要具有瘤体标本快速鉴定能力。现省级重点医院一般都具备在手术过程中对瘤体标本进行快速检验鉴定的能力(区别良性、恶性),瘤体性质鉴定后可立即施以最佳手术方案。而不具有这种快速检验能力的基层医院,一种是先按良性病灶施行手术,将瘤体标本取出送检,一周后看鉴定报告,如是良性则谢天谢地,算是幸运,如是恶性则还要按恶性病灶施行第二次手术,此时患者受第二次痛苦还是小事,更严重的是在第一次施行摘除瘤体手术过程中,如操作稍有不慎,瘤体内数以亿计的癌细胞漏出沾到外围组织、流入外围血管,拖延一周时间,后果可想而知了;另一种手术是为保险起见,不分青红皂白扩大创面。在 2008 年 3 月,中央电视台第八频道播出的"活着真好"电视片中,也可以看出目前国内不少医院也较多持这种观点,无谓地造成患者器官肢体功能的伤残。

第二个是对瘤体标本 HER-2(C-erbB2)基因指标的检测能力。省级综合重点医院一般具备这种检测能力,通过对这项指标的检测,可为下一步化疗、放疗提供重要依据,准确制定治疗方案。如果不能检测这项指标,那化疗、放疗方案就不可能做到治疗准确无误,患者、家人包括医生都会被蒙在鼓里,将来愈后如何只能是听天由命了。

手术治疗过程中手术方案的制定、手术的成败、创面的大小,完全取决于手术医生的医术和临床经验,医术高明且临床经验丰富的专家可以在众多手术方案中,针对患者症状选择最佳手术方案,做到手术既准确无误,又能最大限度地保留乳房组织,以及保持创面的外观,少数医生还能熟练掌握国外先进的创口无线缝合技术,术后创口仅留下淡淡的一条线,创面平整光滑,达到了医术与艺术结合的高境界,令人佩服。因此,选择手术医院、手术医生至关重要。

2. 控制稳定患者的精神情绪

手术治疗对患者造成肉体上的痛苦是短暂和可以忍受的,而对患者精神上造成的创伤却是十分巨大、令人难以想象的,这主要来自三个方面,时间都集中在术后一两周内,一次次的噩耗可谓雪上加霜,太过残忍,任一方面的打击都足以使一个正常人精神崩溃。第一是手术一周后病理报告对肿瘤组织最终界定为恶性,这毫不逊于法律突然对一个无辜公民的死亡判决,一切侥幸都被彻底打破,一切美好的憧憬都随之化为乌有。第二是对肿瘤组织 HER-2 阳性界定(临床上有近 20% 的患者会又一次惨遭不幸),这在病理报告中并不能看出它的真面目,医生也会善意地运用医学语言很婉转地作字面解释,而它真正的凶险却是致命的。第三是手术对部分患者的乳房组织可能造成不同程度的创伤,这是每一位成年女性都不能接受的,不过如能请到真正医术高明的专家主刀手术,就能使手术创伤控制在最小范围内,做到既准确无误,又能最大限度地保留乳房组织。

面对乳腺癌患者术后可能还会遭受来自这三方面的精神创伤,患者家人一定要有超前的防范意识,高度重视、严密把握、认真对待,有的患者家人因事先没有足够的思想准备也一起精神崩溃了,有的患者最后的悲剧不是因为当初的病情导致,而是因为精神的崩溃,促使术后体内残存的癌细胞再次急速扩增。患者家人这时需要做的是千方百计控制稳定患者的精神情绪,既应让患者适度知晓一点病情,争取配合治疗,又不能让患者一下落入绝境,过度悲伤、精神崩溃,要鼓励患者振作精神,帮助患者平静地接受现实。恰当的做法是:

(1)所有检验报告、病理报告等信息要适度过滤,尽量避免患者一时还不能接受的信息可能对患者造成精神伤害,不可回避的信息也要尽可能作一些技术处理。

（2）细心陪伴患者，一步一步适度公开病情的同时，要耐心做好思想疏导工作，宽慰患者振作精神勇敢面对，争取配合治疗，完全地封闭病情对疾病的治疗是很不利的。

（3）避免一切外来的意外惊扰，婉言缓避亲友的过度探望，这时一切善意的问候都是苍白无力的，任何不适当的语言都会引诱起患者复杂的联想。患者从疾病确诊那一刻起，已处于精神高度紧张、心里异常复杂脆弱的状态，对周围人的语言甚至表情都会异常敏感，有的表现在外表，有的压抑在内心。这时需要的是让患者有一个清静的环境，帮助患者平稳地渡过恐惧关。此时此刻亲友们应充分理解，对患者表达善意，有很长的时间，有很多种方式。本人在 60 年代有过一次陪伴兄长在上海市第二人民医院住院治疗的经历，该院对探视病人设有专门的病人探视通道，家人每天只能在规定时间里登记领卡方可进入病区，而且只限两人，这样家人既可恰当地探视照顾病人，又能确保病人有一个清静的治疗环境，这是一个很值得医院推广的规范化管理方式。

关于肿瘤病人治疗期间的心理状态，江苏省人民医院心理科的"癌症病人心理"宣传文报作了恰当的描述（见图 5.4）。

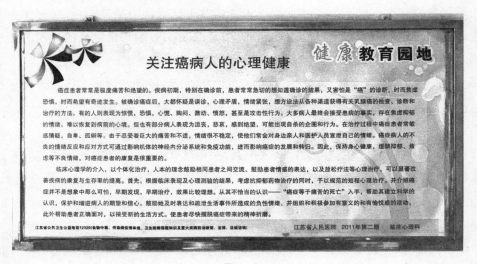

图 5.4

这里介绍一位不幸的妻子身患癌症，丈夫首先精神崩溃，无能承担家庭责任而放弃治疗，致使患者过早丧命的真实病例：

　　这是一位 60 多岁身患肠癌的女性患者，生前是一个勤俭持家、任劳任怨的好妻子，年长日久操持家务、多少年为儿子的婚事愁肠百结，最后积劳成疾，丈夫是一个无能无为不担家庭责任的"老实人"，一辈子被人照，而不知道照顾它人，当妻子在地方基层医院诊断认为是肠癌晚期，一下就吓破了胆，当亲戚帮助在省城综合医院找到专家同意接受住院治疗时，竟遭到拒绝，当地医生开出的治疗方案也未予采用，病情完全对妻子封锁，妻子最初被蒙在鼓里，则以为是小病，一直盼着过几天就出院回家了，当感到病情日趋加重自己提出要求用好药时，为时已晚（不少病例中，因家人对患者不当的封锁病情，而延误治疗），结果在医生的预期前（从步入医院到去世仅一个月时间）就匆匆离世。这位丈夫在妻子住院期间，只知道哭丧着脸，连守护病人的最基本责任都未尽到，竟发生社会歪子惊扰病房伤害病人的事件。拒绝给妻子治疗、拒绝用药，是精神崩溃不能自制？是无能无为不会理事？还是怕经济破财（也有来自身边的不当误导）？令亲友们不解。这个病例告诉人们，在妻子遭遇不幸时，丈夫的精神状态对妻子的生命是何等重要，任何时候恰当的医学治疗都是必须的，医生的预测是指在不进行医学治疗情况下病情发展的趋势，如接受恰当的医学治疗同时患者和家人再积极配合，往往是能够延缓病情甚至出现奇迹的，而如放弃医学治疗同时病人精神再遭受刺激伤害，会更加速病情的恶化。

　　除此之外，手术后家人还要细心做好患者的体位护理，防止创口感染、出血和麻醉反应等，一旦出现这类情况，应立即向医生或护理人员反映，及时处理。我们在院期间曾有一位同病房的农村患者因家人护理不慎，造成手术当天创口出血，夜间急呼手术医生赶往医院，病人第二次进手术室进行再次缝合处理。术后一段时间，患者还要在护理人员的指导下适度坚持患侧上肢的康复训练，防止肌力减退、上肢活动受限和水肿，并要防止意外损伤。有些患者因治疗不规范、训练不恰当，造成上肢活动受限，严重影响愈后的生活质量。精心的护理和坚持适度的训练，可达到很好的康复效果，甚至不会造成今后生活上的障碍。

三、写给正在关注化学治疗的朋友

　　本节旨在帮助正将面临化疗的患者家人对化疗有一个基本的了解。化疗是通过药物，对手术后可能残留在全身范围内的癌细胞及微小病灶（转移灶），进行杀灭（抑制）的一种全身性治疗手段，也有手术前为抑制瘤体进展或缩小肿瘤体积而采取的新辅助化疗,还有一些无法进行手术的另类肿瘤患者直接采用化学治疗。化疗的方法,临床上主要是通过静脉输液将药物直接输入血液而遍布全身,也有口服药物经胃肠吸收后进入血液。这些药物注入身体进入血液后,在杀灭癌细胞的同时,也不同程度地损伤了人体正常细胞及部分器官组织,表现出多种毒副反应,有的是即时的,有的可能要经过一定时间后才会反映出来。要了解更多有关化学治疗的知识,可查阅北京大学临床肿瘤学院、北京肿瘤医院乳腺中心,王天峰、林本耀两位主任主编的《解读乳腺癌》一书,书中有大量临床信息和治疗实例。整个化疗阶段视症状一般要持续 3 ～ 6 个月时间,这是患者最痛苦最需要精神毅力支持的阶段。有患者将这个阶段称为是"爬雪山、过草地",确实一点不为过。有的不敢面对而放弃,有的不能坚持而中途停止,有的因体况出现问题而不得不中途间断。所以在整个化疗期间家人应密切关注、紧密配合,从精神上、感情上、生活上给予全面的、细致的观察、照顾、调理、支持,携手共同应对,熬过这一关,等待你的也许是一片蓝天。关于化学治疗,这里提请家人应注意几个问题:

1. 化疗方案的确定

手术摘除的瘤体经病理切片分析,以病理报告的形式对肿瘤进行医学定性,如定性是乳腺癌,接下来医生会根据病理报告中常用的"乳癌五项"病理指标(大的正规医院所列指标会更多,更有助于指导后期治疗)进行类型、等级、分化程度等分类分级,并依此制定下一步综合治疗的方案。这个过程是非常专业、非常严谨的,正规医院一般要经专家组会诊确定,非医疗专业人员,特别是精神上刚受重创的患者家人一时是无法弄清的,应该相信正规医院、相信专家组医生。

常用病理化验"乳癌五项":

(1)PCN 癌增殖细胞核抗原;

(2)P53 基因;

(3)HER-2(C-erbB-2)癌基因;

(4)ER(雌激素受体);

(5)PR(孕激素受体)。

得出的结果用阳性(+、++、+++、++++)和阴性(-)定性表示。随着医学的发展,现有的高端大医院已能将某些指标进一步量化(定量),为下一步治疗方案提供更精确的依据。

临床上把乳腺癌分成三种类型：

第一类是激素反应型，ER、PR 为阳性，病情发展相对缓慢，适合接受内分泌治疗；

第二类是三阴型，指标都是阴性，这类患者应以化疗为主；

第三类是 HER-2（C-erbB-2）阳性，为过表达型，约占乳腺癌病例的 20%，这类患者对常规化疗药物不敏感，病情进展不受控制（见第三章第四节介绍），靶向药物就是针对这类症状。

在这里大家要先对化疗方案、病理报告、化疗药物三个方面情况有一个概念性的了解。

1）关于化疗方案

标准的化疗方案是国际性专门医疗研究机构，根据大量临床病例对照、优选确定的，总体而论一定是治疗作用大于毒副作用，临床医生是没有权利轻易变更的，如治疗是在省级以上正规医院（有丰富的化疗临床经验），他们列出的化疗方案相对是规范的。如有能力，还可将病理报告发至更权威的医疗单位再征询意见，力求方案准确无误。如化疗只能是在地方基层医院进行，那建议一定要找省内肿瘤内科专家提出指导意见或帮助制定方案。有些不规范的医院化疗实施不规范、化疗毒副作用处理不当，还有的擅自将疗效高，但毒副作用也高的药物减量使用，这是没有临床依据的不规范行为。医生最终确定选用哪一组化疗方案，是要征询患者家人意见的，到时医生会列出两组或以上的化疗方案供选择，征求患者家人的认可，并要在方案认定书上签字，这是医疗管理上的一个规范程序。这个签字对患者及家人是至关重要的、神圣的，直接关系到患者的治疗效果及愈后，如要采用靶向治疗，也意味着数十万元治疗费用的投入。因此，在签字前，从你拿到病理报告到签方案认定书，大约有 1～2 周时间，这段时间是对患者丈夫能力、智力和责任心的考验。在这 1～2 周中，一方面要全力照顾好患者，一方面要广泛采集信息，调动一切可利用的亲戚朋友等社会资源，对化疗方案、病理报告、化疗药物三方面尽可能了解、掌握到有价值的准确信息，为决策签字做好准备。本人的应对过程请见本章第一节。

2）关于病理报告

病理报告是医生确定患者综合治疗方案及选用哪一组标准化疗方案的依据，因此它的正确性直接关系到患者整个后期的治疗效果。病理报告的正确性决定于医院病理科的检验能力,检验能力又决定于: ① 病理科检验设备的技术性能和先进程度; ② 病理科所采用检验方法的权威性及配用化学试剂的有效性; ③ 病理科人员的专业素质和严谨的工作作风。病理报告是制定化疗方案的依据,特别是 HER-2 基因指标,正确与否非常关键,但不论是哪一级基层医院,即使省一级的大医院,都很难保证百分之百正确。如何确保正确无误,应对的办法是想方设法将手术医院的病理标本借出,送省级或更权威的医疗单位复检,如两次的检验结果一致,为 2:0,则正确的几率是高的;如两次检验结果不一致,为 1:1,则应还要再选送更具权威性的第三医疗单位复检,三次检验结果必然是 2:1,则最终应以两家报告结果一致的结论为准。这种复检方法,医院是不会主动建议的,这可以理解,只有家人知道这一点后,主动提出申请,医院一般还是会给予配合的。不过,肿瘤基因方面的指标可能还要跨出省区,在全国范围内寻找权威单位检验才可靠,因此这是一个很费神费力的过程。本章病例 7 的丈夫在病理报告问题上耗费了大量精力,历尽艰辛,还是因医疗单位工作疏漏而连连出错,延误了治疗。本人在这方面也有一段艰难的经历,请见本章第一节。

3) 关于化疗药物

目前应用于临床的化疗药物很多,而且还不断有新的药物进入临床,总体讲疗效低、毒副作用大的早期药物逐步被淘汰;疗效高、毒副作用小的新药应逐步作为临床首选。但客观上是疗效高,毒副作用也会较大,毒副作用小、疗效也低的药物仍是临床上的主流,这是客观上的必然。但有两点在这里我们要提请阅者注意:

（1）同一种药物,往往有进口和国产之分,虽然国产和进口是同一种药物,也是同一配方生产,但客观上还存在制药企业的原料来源、生产工艺等的差异,特别是提纯工艺（就像黄金的纯度一样）的差别,这需要高技术高投入的支持,一般企业是很难具备的,药品纯度往往是药物产生毒副作用的重要原因。因此,同一种药物的疗效和副作用,进口品和国产品还是存在一定差异的,我们应承认这个现实,但进口药品较国产药品可能有较大的价差。医生制定化疗方案时,因要考虑到患者家庭的经济承受能力,所以往往会提供两组或以上的方案供家人选择,在经济可能的情况下,我们认为应尽量选择疗效高、毒副作用小的药物或进口药物,因为药物的毒副作用对身体的危害往往会是患者康复期的致命因素。

（2）对需低温保存药物的重视，这是药品经销及用药过程中掌控不太严谨的问题（本人在购买靶向药物时发现存在这一问题）。有不少化疗药品，特别是生物制剂要求特别严格，如靶向药品赫赛汀要求保存温度是 2 ～ 8℃，如保存温度长时间高于上限值，则会造成药效下降；如保存温度长时间低于下限值，很可能会使药品失去活性，甚至导致用药无效（如赫赛汀明确标示严禁冷冻）。有的患者在治疗过程中意外显示用药无效，第四章病例 5 患者使用靶向药品赫赛汀四个疗程后即显示用药无效；本章病例 7 患者使用的靶向药品赫赛汀据说是从香港自购的，其中经过多少中间环节、保存状况如何都不得而知，患者用药一年后又发生对侧转移，应分析是否存在药品保存温度不适当这方面因素。对这个问题，如是正规大医院，相信进药渠道、药品保存是规范的，如是小的基层医院或自购药物，建议要特别留意这个问题。

不论选定什么化疗方案，从医学临床的整体评价看，一定是治疗作用大于危害身体的毒副作用，但是针对某一个具体的患者，医学还不能准确论定，正如李金峰博士在他书中所讲："没有人能够精确说出你将对治疗有何反应，即使你的主治医生也不能肯定预测你的未来。"因为这还关系到患者个人复杂的体征及家人多方的配合和投入，因此患者化疗期间家人恰当的配合和投入是十分重要的。

在这里继续向阅者介绍一下第四章病例 5 在治疗过程中的失误。据病例 5 患者的讲述（未介绍手术过程及病理报告中的详细情况），手术后的病理报告显示 HER-2 为阳性，但未进一步复检最终界定，这为下一步的治疗蒙上了一层迷雾。2005 年大部分省级医院都缺乏 HER-2 阳性病例采用靶向治疗的临床经验，手术医院当时委请肿瘤医院制定化疗方案，但方案中未采用靶向治疗药物。2007 年病情复发转移到肝脏，不得不第二次接受化疗，这次的化疗方案采用了靶向治疗药物赫赛汀，但使用四个疗程后病情仍有进展，医生认为该药无效又改用另一种刚面市的口服靶向药物拉帕替尼，一直到 2009 年 10 月在大山调养时仍在继续服用，但还是未能控制住转移灶的进展。2010 年 4 月又采用肝脏介入治疗，介入治疗是一种极具风险性的治疗手段，患者在介入治疗中不幸去世。整个治疗过程曲折迷离，不能不令人感到叹息。

2. 化疗反应的应对

任何规范的化疗方案都不可能没有毒副作用，标准的化疗方案准予临床应用，是因为方案控制疾病进展的积极作用大于药物对身体的损伤，但如从对肿瘤细胞的杀灭和正常细胞的损伤来比较，对多种正常细胞的损伤往往会大于对肿瘤细胞的杀灭,因为正常细胞对化疗药物总是敏感的,而肿瘤细胞对有的化疗药物也许不十分敏感,特别是应用不当的化疗药物,可能既没有控制住病情,相反损伤了身体从而加重了病情。毒副作用对组织、器官造成损伤反映出的症状是多方面的,尤其是那些生长速度快的组织,如:骨髓造血功能暂时性损伤,导致白细胞和血小板减少,造成体内免疫系统的破坏,体内生理环境严重失衡,因此有的患者可能会出现感染和出血的风险;有的化疗药会使头发脱落;口腔黏膜和泌尿系统的黏膜出现不同程度的炎症;而恶心呕吐是化疗反应中最严重最突出的一种,对化疗期间的生活质量造成非常严重的影响,对身体造成损害,甚至影响化疗的进程及抗癌效果。对化疗过程中可能出现的毒副反应,正规医院会按规范的抗反应方案用药,能使化疗反应得到非常有效的控制(如按规范止吐措施采用的药物地塞米松,能起到很好的止吐效果,而且价格非常低廉)。但有些不规范的医院采用价格昂贵的所谓"专职"药,实际抑制效果并不理想,使患者倍受煎熬。王天峰主编的《解读乳腺癌》一书中,描述了一例在非正规医院接受化疗的患者在化疗过程中的感受:

　　每次化疗后她都要吐上 10 来天,呕吐经常是"后浪推前浪",连喘气的时间都不留给她,她常常要在翻江倒海般长时间连续呕吐中拼命寻找几乎并不存在的一丝空隙,用尽全身力气吸进可怜的一小口气,在这样的呕吐中,这一小口气对她已经是一种极为难得的"享受",虽然这一口气后她仍然感觉憋得要死,不知道要挨过多少连续不断的呕吐,她才有机会在这样一小口的吸气后神仙般地享受一次最短暂的自主呼气的"快感"。此起彼伏的呕吐没有给这家人留下多少睡眠时间,于是不光是患者本人,全家其他人的体重和体力也都在迅速下降。每一周期化疗过后她都不想再坚持,但在下一周期家人都会含着泪水连架带拖地把她强行送进医院……

　　这仅是对化疗过程中呕吐反应的一段描述,而真正的不良反应往往是多方面的。下面是夫人单位的老院长知我夫人患病后发来的慰问信(见图 5.5),我和这位老院长是在 80 年代初的一次政府科技大会颁奖时初识的,几十年来时有相遇,彼此尊重,他夫人一年前也遭遇了不幸。

　　不同的化疗药物可能有很不相同的毒副作用,每个人对同一种化疗方案或药物的反应差别也会很大,有的很严重,有的会较轻,各人的耐药能力还取决于患者的精神状态和对治疗的配合态度,正规医院对化疗过程中毒副作用的应对措施会更规范更完备一点。所幸的是上述的化疗反应大部分都是暂时的,绝大部分的毒副反应临床上有同志：你好！

胡股长前天晚上打电话来，我约定后天上午到老干部门诊接待。

听说你手术后进行化疗，药物反应较大，难以坚持下去，据说要改用进口药。下面简单介绍张老师这一年情况，特别是她与疾病顽强斗争和战胜痛苦的体会。

她的乳癌是去年8月中旬发觉的，由于等手术医生回国，耽误了10天才进行手术，根据手术医生的意见，化疗采用的是9344方案，就是表阿霉素+环磷酰胺21天一次，共计4次，接着是泰素（紫衫醇）也是3周一次，共计4次，前后8个周期。一般只有6次，她用了8次。由于剂量偏大，药物反应非常明显，第1针注射一个星期，就感到头皮疼，日夜疼，头发不断脱落，直至落光，消化道反应尤其明显，但她坚持少食多餐。她曾经不止一次对我说，这种痛苦到了"生不如死"程度，她说有个洞都想钻进去，可想而知药物反应何等厉害。人的思想情绪也随着改变，别人说话她听了都厌烦。我总是安慰她、鼓励她，一定要坚持下去。完成疗程就是胜利。我说不管化多少钱哪怕倾家荡产，都要替你治病。我还对她说，"不管遇到什么，我都会牵着你的手一起往前走"。她精神上受到极大的安慰，增加了与疾病斗争的勇气和信心。这时，她也表示，"活一年不嫌少，活10年也不嫌少"。心情逐渐好起来，就这样尽管每一次用药反应虽然都很重，有时白血球降到1700，打两针"赛强"，又继续化疗。化疗期间，鼻和牙齿常出血，指甲发紫，一度发生过敏性皮疹，瘙痒异常，尽管这

样，八个疗程她都坚持按时进行，靠毅力完成化疗的8个疗程。接着就是每周1次的放疗，共计35次，放疗也有反应。放疗后口服来曲唑，也有反应。那时化疗造成的静脉炎至今仍未消除，手术侧的胸壁仍然隐隐作痛，睡觉只能向健侧卧等。她现在精神状态很好，体力逐步恢复，除大被大帐请人家洗外，换洗衣服都是自己弄，煮饭烧菜像从前一样自己动手，早上6点起床，晚上10点休息，外表看不出她是个病人。我经常提醒她，劝她要注意休息，不要累垮身子。

我所以介绍这些，其目的：一是说明化疗反应是大的，但是必须坚持。只有坚持才能减少转移和复发的机会；二是要有信心和决心，密切配合医生治疗，尽量按时完成化放疗的疗程。三是心态要好，精神乐观，你的家庭还要靠你支撑。四是乳癌毕竟是体表肿瘤，治愈的希望很大，要相信现代医学技术的发展和进步。医院里好几个患过这个病的同志，不是活得很好吗！一定要有信心。

我祝愿你顺利度过化放疗关，只要过了这两道关就能取得痊愈的胜利。

张老师代向你和你的全家问好。

老院长　张筱霖 2006-11-20

3204298.

图 5.5

很好的保护预防方法，一旦化疗结束后，生化检验的各项指标会逐步恢复到正常范围，大多数的不舒服感也会逐步消失，头发也会逐渐长出来，有的甚至比原来长得还好。不过有一点也应告诉大家，有的化疗药物的毒副作用和对身体组织及有关器官的伤害，要经过较长一段时间才可能会反映出来，有的还可能是不可修复的，这也是导致部分患者康复期身体难以真正康复，甚至危及生命的一个重要原因。王光美最后因多器官功能衰竭而去世，与她曾两次经受化疗，可能对器官造成损伤不无关系。

国际上把化疗的急性和亚急性不良反应分为5级，其中0级为正常，1～4级分别为轻度毒性、中度毒性、高度毒性和威胁生命的毒性。因此对化疗药物和化疗方案的恰当应用十分重要，规范的抗反应用药方案也同样重要。患者家人如有可能也应该对所用化疗药物及抗反应药物有一个基本的了解。朋友们如要了解更多有关化疗的临床信息，可详阅王天峰编著的《解读乳腺癌》一书。

3. 体质的保证

化疗期间，患者的体质保证是确保化疗顺利进行的前提，同时还要避免其他因素对身体造成意外的损伤，这是需要患者及家人积极配合、关注的非常重要的方

面。负责化疗的医生决定何时对患者用药是十分严谨的,首先会全面了解患者的病史,检查患者的体质状况,有不符合化疗指征的其他气质性疾病或不具备化疗条件的体况,医生是不会轻易用药的。我们在院期间曾有一位 60 多岁有心脏病史的患者,化疗前检查心脏功能有问题,随即转入了心脏内科先进行相关治疗。化疗期间需要关注的问题很多,在这里谈一点我们在这方面的亲身体会,提请阅者注意。

1)关注白细胞

白细胞(白血球)是直接反映身体免疫状态的一项重要指标,每次化疗用药前医生都会对患者进行血液生化检查,了解患者当前的体质状况,检查的项目很多,其中最重要的是白细胞指标。按临床规定,白细胞指标必须在 4 000 以上,否则是不可以实施化疗用药的,而大部分患者在每次化疗用药前几乎都会处于白细胞低下的状态。对白细胞低下的问题,临床上会在化疗用药前对患者注射增白药物,使白细胞数得到迅速有效的提升。使用药物提升白细胞,其中有三点要注意:① 要尽量选用效果好、副作用小或进口药物。② 要避免超量使用和一次大剂量注入。③ 要尽量通过合理的饮食调养,减少白细胞下降的幅度,减少增白药物的用量。我夫人原来体况很差,化疗期间我们虽然投入了强有力的家庭支持,全力以赴,尽力调整,但每次化疗前检查白细胞还是会低于规定指标,记得第一次化疗后白细胞曾一下降到 2 000 以下。增白药我们选择了进口品"瑞白",这是明智的,但接下来还有未及提防到的问题。增白药的药理作用是通过药力强行从人体的骨髓中抽取白细胞进入血液,使血液中的白细胞在很短时间里快速提升,可以想见这种药理方法对身体的影响是很大的。我夫人第一次使用时,医生是按常规两支量一次注入,注入后我夫人感觉十分异常,全身的骨骼像散了架,疼痛难忍,整整持续了 24 小时方才慢慢缓解。第二次化疗前我们吸取教训,提前一天与医生协商同意两支量分两天注入,很好地减缓了药物反应。此后,我们更加注重生活饮食方面的调养,每次只需一支量就可使白细胞提升到 5 000 以上,符合化疗用药的规定。在我们接触的患者中,有的患者化疗后白细胞指标直线下降至 2 000 以下,站立、行走都困难,大剂量用增白药后又急速上升到 10 000 以上,这种大起大落的急速变化,对患者造成生理上的严重失衡、额外增加的痛苦和副作用可想而知。

2)慎防引发感冒

感冒,这种人们习以为常的小毛病,健康人一年中也难免会发生一两次,稍稍用药即可治愈。但患者在整个化疗期间,预防感冒却显得特别重要:一是患者除因化疗使体内免疫系统功能遭受重创外,又因感冒原因使体内免疫功能进一步降低,这对化疗是十分不利的;二是患者感冒后,身体内的自保功能会随之启动(体表外伤创口感染等,身体同样会有这种反应),自动从骨髓中抽调白细胞进入血液来对抗病症,使血液中的白细胞数增加,形成一种体况假象,使下次化疗前血液生化检查的指标失去临床意义,而延误规范化疗用药进程,这是应尽量避免的人为因素。有的医院为防止体质特差的患者引发感冒,甚至设有隔离病房加以保护。因此,在化疗期间慎防患者引发感冒(减少亲友探视)是家人特别要引以为重的问题,注意保暖,注意个人卫生,尽量避开人流复杂的公共场所,减少与过多人的接触,并慎防发生外伤。因我们对这方面的高度重视,夫人在整个化疗期间未引发过一次感冒,未因感冒而影响治疗进程,这是值得我们庆幸的。

　　3)对血管的保护

　　这是一个未有经历的人不会想到的一个问题,有很多患者因为缺乏这方面的认识,输液后未及时采取保护而不同程度地造成静脉受损,甚至患上脉管炎、丹毒、肢体水肿、活动障碍等,有的还可能是不可修复的。北京电视台一位编导在她的纪实文学中记载了这样一段她自己的亲身体验:

　　输液的过程是痛苦和危险的,因为药性强烈,在输液时如果不小心有漏液浸入皮下,就会烧坏皮下组织,所以要尽量保持在一个安全针孔的位置上输完所有的液体,但是这对我来说根本不可能。负责为我做化疗的护士非常辛苦紧张,因为每输入一瓶 500 cc 的液体,我都要换两条血管重扎,我脆弱的血管无法承受那份药性强烈的液体,随着液体的流向,疼痛蔓延着,并随时会在某一个位置鼓起一个令护士束手无策的青包。护士不断地请护士长来救援:"是不是漏液了?"

　　"不可能,回血很正常。"

　　"重扎吧。"…… 本来护士说患侧的胳膊是不能输液的,但是剩下的一侧已被扎得到处青紫,所有可选的血管全选到了,患侧的也不能幸免。……

　　"我不输了,不输了,赶快给我拔下来吧,疼得受不了。"

　　"再忍忍,马上就完了,挺贵的药,不输可惜的。"

　　"不可惜,真的不想输了。"

　　"再忍忍,实在受不了了再叫我。"

"现在就受不了了。"……

连续的化疗后静脉受损,脚踝骨周围和上腿内侧由输液的针眼向上顺着血管的方向一片红肿,疼痛感强,影响行走,能扎进针头的地方全都扎遍了,我担心下次化疗无处可扎了……

这是一段因输液造成静脉受损较为典型的描述(现在不少正规医院已掌握深静脉输液新技术,能很好地避免输液对血管的损伤,减少患者的痛苦)。

正规医院的医生和护理人员在整个治疗过程中的各种行为都是很规范、有临床依据的。对有些治疗过程中出现的临床现象和细节问题,也许在医疗理论中不会有,因此医生尽管看在眼里,知在心里,但不可随意多说一句话,这一点我们应充分理解。而我夫人应对输液可算是幸运,第一次化疗输液,护士总会选择对侧上肢最好的一根静脉血管,谁知输液后没几天,这根静脉竟瘪掉了。第二次化疗输液时,护士小心谨慎试了半天讲:"这根静脉不能再输液了。"没有办法,只好另选一根尚可的静脉。输液时这位好心的护士善意地悄悄告诉我们一个用芦荟叶保护输液静脉的方法,她说有患者试用,效果不错,你们不妨可以试试看。当时我正束手无策,听介绍有这个好方法,立即到花卉市场买了一盆很肥壮的芦荟,数了一下叶片足够每次输液使用。按照方法从第二次输液开始,每次取一片叶,用水果刀去掉内侧的表皮,将里面的肉质用刀划成小方块,增加叶汁渗出的表面积,将叶的肉质面轻敷在刚输完液的上肢静脉上,外用沙布轻轻包裹住上肢。芦荟叶最好有 20 厘米以上的长度,尽可能多地保护静脉。数小时后肉质渗出的叶汁基本已被皮肤吸干,这时就可将芦荟叶去掉。按此保护方法,从第二次输液一直到第八次输液结束,一直使用这一静脉,未发生任何不良反应。时至今日,数年过去了,第一次输液的静脉仍然瘪着,而第二根静脉安好无恙,这不能不算是我夫人的幸运。

当然,在输液、化疗、治疗过程中应注意的方面很多,有不少确实可通过家人的精心调养护理使损伤减缓或避免,阅者应引起高度重视。

4. 对化学治疗的思考

李金锋博士认为:"任何一种化疗方案都不可能对每位患者均奏效,而且目前尚不具备准确预测化疗疗效的参照指标。所以在手术后应用化疗,无论是否有效都需要足量全程完成,也就是说,很可能有相当一部分患者既接受了化疗所造成的痛苦,又没有从中获得任何治疗益处。"金宗浩教授认为:"虽然患者的全身治疗有积极的临床意义,但全身治疗本身存在着巨大的盲目性。"在西医主导的医疗体系中,尽管化疗有相当的不确定性、甚至盲目性,尽管在杀灭癌细胞的同时会给身体带来新的损伤甚至增加致癌风险,尽管有不少勇敢者勇于放弃化疗尝试另类疗法并且真的获得成功,但化学治疗仍是当今全世界普遍采用的全身治疗方法,乃是患者不得不接受的无奈,改变这一切只有期盼医疗上有新的突破。从另一个方面看,我们应该要积极面对化学治疗,要知道人体自身的修复自保功能是十分强大的,只要我们科学合理地调动人体自身的这一潜能,就能够应对化学治疗带来的损伤。宋美龄中年患胆结石做了手术;60多岁罹患乳腺癌并先后做过两次手术并接受化疗;72岁遇上一场车祸,腰部中枢神经损伤和右腿膝盖损伤,从此患上关节痛和腰酸痛;92岁高龄竟然又得了卵巢肿瘤并做了切除手术。她遭遇过如此多重疾病,还能安然地活到106岁,这不能不说是一个奇迹。这是一个很有说服力的成功实例,我们都应该树立信心、充满希望。

通过本小节的介绍,大家应该对化学治疗有了一个基本的了解,对化疗也应该高度重视,应该像对待手术一样尽量选择在大的正规医院进行治疗,不要图一时方便不作选择地就地就近。

四、写给正在关注放射治疗的朋友

本节告诉正将面临放疗的患者家人治疗应特别注意的几个问题。

现代医学提出,对于某些切除乳房肿块的女性,为杀灭可能残留在胸壁、淋巴结等处的癌细胞,需要术后对患侧局部进行放射性治疗。根据症状,放射性治疗有预防性和治疗性之分。接受放疗时应注意:

1. 选择正规放疗医院

放疗设备的技术性能及医生的临床经验对放射治疗都很关键,因此选择医院及医生很重要,正规医院有临床经验丰富的放疗专科医生在制定放疗方案时,会很负责任地针对患者的病情,恰当地选择射线种类,严格地计算射线剂量并准确划定放射区域,对重要器官采取必要的隔离保护措施等,这些都是技术含量很高、非常严谨的工作。因此,应选择正规放疗医院:一是各地省级肿瘤医院及具有放疗能力的省级医院应是较佳选择;二是了解选择临床经验丰富且有责任感的主治医师;三是要了解是否对放疗病人采取铅板防护隔离措施。我夫人在省肿瘤医院接受放疗,采用的是预防性放疗方案,相对剂量可能少很多,为防止放射线对周边组织器官造成损伤,专家们通过电脑成像计算,对放射区域进行了很严格的划定,对放射区域以外的组织器官,采用了 2cm 以上厚度的模铸铅板进行防护隔离。尽管如此严格防护,在放疗结束后一年的 ECT 检查时,在放射区域内肋骨上仍发现点状放射性浓聚灶,报告诊断"肿瘤骨转移不能除外";另一次因感冒经 CT 检查,诊断"上肺部胸膜腔积液、片状阴影、放射性肺炎";这些诊断都曾一次次地给我们带来不小的惊吓,如不及时发现、修复,很可能会成为癌细胞安营扎寨的土壤。根据医生分析,这些症灶都可能是放疗所致。可见放射性治疗对人体内脏器官造成的损伤是十分严重的。据患者反映,有些不规范的基层医院,因技术、设施条件限制,竟对接受放疗的患者不采用铅板防护隔离,患者除当时造成辐射区浅表灼伤霉烂外,往往在数年后还会出现更严重的放射区域病变,临床上确有数年后辐射区域内复发癌症的报道,因为放射性治疗本身就具有很大的致癌风险,所以如放疗方案不严谨或护防措施不当,后果是十分可怕的。有关辐射对人体的损伤,另请详阅第十章第四节。

2. 积极做好体表防护

在整个放疗期间,一般都是遵照医生制定的放疗方案在规定的时间里进行,作为患者应遵医嘱积极做好放疗期间及放疗结束后应配合注意的事项,尽量减轻放疗引起的毒副反应。我夫人在放疗期间为防止体表出现灼伤、溃烂等现象,经了解选择使用了法国进口的"比亚芬"三乙醇胺乳膏,虽然价格昂贵,但有效保护了体表皮肤完好无恙。水肿是放疗后最常见的毒副反应,有的会在放疗后的几个月甚至几年内才出现,这也是导致患者康复期身体难以真正康复的一个重要因素,切不可大意。有效的解决办法是放疗期间及放疗之后,每天坚持做患臂爬墙等伸展运动,伸展至痛感临界点。

我们当初确定放疗医院时,曾有好心人关心建议,你们这样长时间在外地治疗太辛苦了,放疗还是回当地医院吧,这样生活上会减少很多麻烦,但亲身经历让我们太清楚了,不论多么艰难,还是坚持在省城医院接受放疗,现在证明这一选择是完全正确的。在这里,我们提醒患者家人选择放射性治疗,不能怕麻烦图一时方便不作选择地就地就近,一定要到正规医院,最好是省级专科医院进行,尽量避免方案设计不当及放射性物质过量摄入可能带来不可逆转的损伤,甚至埋下新的致癌风险。

五、关于其他辅助治疗

除以上的手术、化疗、放疗的规范治疗外,根据患者症状,有的可能还要进行一些阶段性或长期性的药物治疗,其中内分泌治疗是主要的药物治疗方式。乳腺癌是激素依赖性疾病,内分泌治疗是抑制体内的激素水平,阻断癌细胞成长过程中所需要的激素,从而有效抑制乳腺癌的复发并消除体内的癌细胞和微小转移灶。特别是雌激素受体 ER 阳性和孕激素受体 PR 阳性的激素反应型患者,规范治疗结束后,医生可能会根据这两项指标情况建议患者进行内分泌治疗。医学研究已证明,对这类患者,内分泌治疗有着优于或等于化疗的疗效,而不良反应比化疗要小得多。这里告诉正将接受内分泌治疗的患者及家人应注意的几个问题:

1. 确当选购药品

目前最常用的内分泌治疗抗雌激素药是三苯氧胺(他莫昔芬)和瑞宁得(阿那曲唑),三苯氧胺应用时间较长,是目前临床认为药效较稳定,使用较安全的首选内分泌治疗药物,通常建议用药时间为五年(有的病例可以维持用药十年),疗效很好,也有三苯氧胺服用三年后改服瑞宁得两年的"三加二"方案。三苯氧胺国内市场现已无进口品,均为国内生产。通过我夫人的应用和多病友的体验,服用国内不同企业的产品,副作用确有不同,我们在南京跑了多家医院、药店,终于在南京八一医院找到了上海名企产品。另外,可用于内分泌治疗的新药还有很多,根据药品介绍,效果都是不错的,但有的新药存在临床应用时间较短,客观上副作用定性不足,如瑞宁得(阿那曲唑)致骨质疏松的副作用很大,所以在病情允许的情况下,新药不要轻易作为首选。肿瘤患者不论治疗期还是康复期,在选择药物时,药物的副作用是一个不得不重视的问题,因为药物副作用对一个历经重创、体质极度虚弱的患者来说,有时甚至是致命的,当然这也许在用药数年后才会逐渐体现出来。康复期的凶险,除病灶出现复发转移外,另一个重要因素就是因药物副作用导致某些脏器功能衰竭。我夫人第二个五年内分泌治疗用药时,有专家认为三苯氧胺不可再继续使用,继续使用无意义;有专家建议停服三苯氧胺,改服瑞宁得;有专家针对我夫人体况认为可以继续服用三苯氧胺。我夫人最先采纳改服瑞宁得的方案,服用两月后身体严重不适,检查发现骨密度急速下降,后改继续服用三苯氧胺,各方面情况均能保持稳定。所以用药方案要结合病情和体况个性化设计。药品如有进口品,条件允许应尽量选择进口为宜。

2. 定期妇科 B 超检查

内分泌药物治疗,不同患者副作用的差异也很大。妇科肿瘤是服用三苯氧胺后较容易出现的不良反应,患者应密切关注,切不要大意。我们在院期间认识的一位患者,服用三苯氧胺两年后,引发妇科肿瘤而不得不进行妇科切除手术,这本是一个可避免的意外;北京电视台一位编导在她患病治疗期间,仍专注于她的事业,放松了治疗期(康复期)必要的跟踪体质检查,三年后也引发妇科肿瘤而不得不施行妇科手术,所幸肿块还未恶变。我夫人服用三苯氧胺五年中,坚持每三个月至半年做一次妇科 B 超检查,密切关注,发现有异常情况及时请教 C 医生采取对应措施,五年来(现已九年)一直保持在稳定状态。

因此患者服用三苯氧胺期间,最好每三个月或半年做一次妇科 B 超检查,密切关注,防止另生意外。

3. 关注骨密度变化

内分泌治疗是通过抗雌激素药物降低体内雌激素水平,抑制乳腺癌的复发转移机会,但体内雌激素水平长期处于过低状态,会使骨质中钙流失严重,骨质疏松进展加快,特别是中年以后的女性,会增加发生骨折的风险。因此患者服用三苯氧胺期间,还应该每年进行一次骨密度检查,密切关注骨质疏松状态,及时辅以必要的补钙措施。有条件的地区,建议进行双能 X 线吸收测定法检查,密切关注骨质疏松状态,骨密度 T 值 <-1.0 为轻度骨质疏松, T 值 -1.0 ～ -2.0 为中度骨质疏松, T 值 >-2.0 为重度骨质疏松, T 值如 >-2.5,则有 90% 以上发生骨折的风险。因此患者进行内分泌治疗期间,有必要辅以一些补钙药物治疗。我夫人在接受内分泌治疗的同时,一直配合服用乐力(复合氨基酸螯合胶囊)和阿法迪三(阿法骨化醇软胶囊),效果不错,同时在饮食结构中选择含钙量较高食物的摄入。有关食物中的含钙量,请查阅第十章中的"食物营养素含量比较表"(见表 10.3)。

六、对西医规范治疗的思考

关于西医治疗,在这里与朋友们交流一点我的体会,供大家参考。

西医是以西方医学理论为代表的医学体系，以解剖学和生理学为基础，着重研究人体的组织器官和化学构成，在病因学和临床医学上，尽力找到有形的致病因子和人体受损的准确部位，然后依靠外科手术和化学合成药物或其他治疗手段，消除疾病症状或病因。因此，西医采取的各项治疗，包括治疗方案、手术方案等，都遵循相关的医学理论和临床报告，以患者的各项检验、检查报告为医疗指征（指正规医院），如手术即要符合手术指征，是纯医学性的，也是完全正确的。规范的治疗方案针对于符合医疗指征的患者。

但现有的西医治疗存在一个问题，它在实施治疗的过程中，无法考虑相同指征患者可能还存在现有检验指标不能反映的个体差异：如无法考虑到患者在精神情绪方面配合调整的积极作用；无法考虑到患者生活饮食等方面配合调理的积极作用；无法考虑到中医中药配合辅助治疗的积极作用。这些方面的作用客观上都是存在的，事实也证明这些方面的因素如能很好地配合，对患者的治疗及康复往往能起到非常大的积极作用。A医生"331康复指南"中三个三分之一的观点明确说明了这些方面的重要程度，甚至能起到与药物治疗相当的效果，包括治疗期（如精神崩溃很可能导致用药无效，积极配合甚至能使药物增效、副作用减少）。但个体存在的差异、众多的不确定因素，西医无法定性、无法作为制定治疗方案的依据，临床上只能以治愈率来总体评价一个治疗方案的临床意义。因此，规范的治疗方案实际是针对不规范的个体患者。这是一个现实存在的问题。医疗专家也不得不承认"如把胰腺癌比作是单一的一个人，那乳腺癌就好像是100个不同面孔的人群，因此同样的治疗手段对不同的患者会产生不同的效果"。因此，西医的治疗实际是针对不规范的患者群体，施以临床认为是规范的西医治疗。

当前西医治疗的困惑：

1）早发现早治疗的临床医疗观点与现有医疗现状的矛盾。

2）规范的治疗方案与不规范的患者群体的矛盾。

现有医学资料、临床报告中对某一治疗方案、某一治疗药物的疗效，是通过一定时间（也许数年时间）、一定群体（也许数万、数十万）患者的临床试验，以百分比来笼统定论它的治疗效果。金宗浩教授在其专著中也认为："全身治疗本身存在着巨大的盲目性。"因为针对某一个具体的患者，某一治疗方案、某一治疗药物到底能达到什么样的治疗效果，还取决于不同患者的个体差异、生理调理、精神配合、家庭支持。李金峰博士在他的书中这样说："天底下没有绝对一样的个体，你的身体，就像你的性格和指纹一样独特，没有人能够精确说出你将对治疗有何反应，即使你的主治医生也不能肯定预测你的未来。你可能具有特殊力量，如既往良好的营养和体力、强有力的家庭支持以及坚定的信念，正是这些特殊的力量可能使你对肿瘤治疗的反应完全不同。"这就是临床上存在某一治疗方案、某一治疗药物对某些患者有效，而对某些患者疗效不佳的原因。以上对西医规范治疗的一些看法，并不是否定西医的治疗，而是希望阅者懂得这个道理：需要西医，但不能单纯依赖西医；需要医生，但不能完全交给医生。从"331康复指南"中我们领悟到除西医恰当的规范治疗外，更大的希望就在我们自己手中，自己是命运的主宰。由此，我们绝不能认为将患者送进医院，交给医生就一切OK了，应牢记钟南山院士的忠告，以积极的态度面对。如果我们能认识到一个具体的患者，客观上存在诸多个体差异这个问题，从以上多个方面来积极配合西医的治疗，那实际治疗效果就有可能会大大好于临床效果，甚至能创造奇迹，我们五年的实践已可以证明这一点。因此，在这里我真诚地希望朋友们，每一位患者家人特别是丈夫不论遇到什么不幸，即使灾难临头，也要保持冷静，保持清醒的头脑，不论病情如何凶险，病理报告如何令人惊恐，我们都不能崩溃，不能被疾病吓倒，一定要振作精神，调整好心态，积极勇敢地面对。不要忘记除医学治疗外，还有我们自己可发挥的一份力量，而且这份力量是强大的，甚至是决定性的，这就是肿瘤患者能重获新生的希望之光。要相信奇迹总会发生。当然，这需要我们全身心的投入、付出，甚至是终生的探索。

第六章

充满希望的康复之旅

第六章 充满希望的康复之旅

本章重点介绍我们在"331康复指南"的指导下,如何应对康复期的一点体会和认识,让朋友们知道在康复过程中应注意的问题。

治疗的责任在医生

康复的责任在自己

根据"331康复指南",患者进入康复期,除需继续进行一定的医学治疗外,精神情绪的调整、生活饮食的调整,已超出了目前西医临床医学所能及的范围。西医的康复医学,目前主要是针对肢体功能障碍的康复,对肿瘤病人体内残存的癌细胞、微小肿瘤病灶继续有效杀灭抑制,对前期治疗造成脏器损伤的修复、整体的康复,还缺乏系统的跟踪指导体系。因这些关系到家庭、社会等诸多复杂因素,康复医学无法囊括和掌控,因此应对肿瘤病人的康复期,实施"331康复工程"的责能只能由我们家人来承担了,这一点要十分清晰。

患者经过了西医的规范治疗出院后,临床上一般认为患者就进入康复期了,康复期这个概念往往会引起患者的一种误解,这在第二章第二节中已作介绍,我们要充分领会在临床第一线的两位院长的讲话,充分领会上海市抗肿瘤组织的资料显示:癌症死亡者中,80%并不是死于手术及化疗、放疗期,而是死于结束常规治疗后的康复期。临床医学认为:乳腺癌患者康复期最应密切关注的是防止病情复发,防止出现中远处转移。手术后的头2～3年是复发的高峰期,远处复发或转移是乳腺癌患者的致命因素。邵志敏教授指出:乳腺癌能转移到几乎全身任何部位,除对侧外,远处扩散或转移最常见的部位是骨、肺和肝。其他远处转移的部位包括骨髓、脑、卵巢、脊髓和眼睛。遗憾的是,大多数出现远处转移的患者直到广泛扩散才出现症状。金宗浩教授在其专著中对微小转移灶形成的最早状态进行了这样的描述:临床一般将含有 100 万个癌细胞,即肿瘤直径为 1 mm 的恶性转移灶定为微小转移灶。乳腺癌细胞虽然到达了某个区域,但由于机体的免疫防御功能,使恶性细胞处于休眠状态,需经一段甚至是相当长的时间,只有当恶性细胞突破了机体的防御功能后,才开始新转移灶的形成。但是这种微小转移灶不生长到一定大小时,临床上是很难检出的。从这一系列的临床信息,我们应清楚地认识到,规范治疗结束进入康复期,绝不能认为就万事大吉,仅凭一时表象、一时的感觉而掉以轻心,很可能还有游离在血液中的癌细胞、隐匿在体内的微小病灶,仍然是危机四伏。

我们一定要正确理解康复期这个概念,患者进入康复期,实际上是前一个治疗阶段的结束、下一个新的治疗阶段的开始。前一个治疗阶段的责任在医生,下一个新的治疗阶段(康复期)的责任就完全落在患者家人的肩上,因此在康复期这个新的治疗阶段,如何做好定期跟踪检查,如何接受医学治疗,如何做好精神调整、生活饮食调养,这是摆在每一位患者及家人面前十分严峻的问题,是必须要应对、实施的一个漫长的身体修复过程,没有侥幸,没有期待,只有改变观念,重新规划、设计我们的生活,丈夫应责无旁贷地认真领悟"331 康复指南"的内涵,领会钟南山院士的忠告,这是对患者毅力的考验,也是对丈夫是否有家庭责任感的考验,是患者能否获得新生的唯一希望。有专家指出:仅期望先进的医学就能让疾病康复,那几乎是不可能的,重建体内的免疫系统是治疗癌症的根本出路。这就是本书第二章中全面调整生活、重整生理平台的真正意义。

每一位患者的个人体征和症状都各有差异,因此针对某个具体的患者就要因人而异,结合患者的个人体征和症状,从支撑生理平台的三大支柱(见第二章第一节)来探索,辩证论治,认真设计适合自己的、便于实施的康复方案。恰当的康复方案能起到巨资费用也不能达到的治疗效果,还可以缓和单纯药物治疗所需巨资费用的压力,需要的是丈夫、家人实实在在艰辛的投入,靠的是家人与患者携手共同面对,改变无知、应对挑战,转变生活理念、改变生活习惯、开创新的生活。中国中医药大学曲黎敏教授在所著的《黄帝内经养生智慧》一书中这样讲:"在治疗癌症的时候,一定要记住一点,就是要彻底改变生活方式,完全抛弃原来的生活方式,只有这样才有救。"

一、几例康复期的凶险病例

经过了西医的规范治疗,犹如经历了一场特殊的战役,战火硝烟,梳篦似扫荡,但采用各种医疗手段的真正意义只能是消除某一病症或控制病情,并不是疾病治愈,不等于获得了健康。这里介绍几例康复期的凶险病例,让朋友们对康复期有一个充分认识。

病例 7

这是第五章中介绍过的不幸患者,因对病理报告中 HER 关键指标定性颇受周折,治疗过程中又出现种种失误,已播下了复发转移的种子,进入康复期的初期,表象、自我感觉还不错,但刚过第二年就复发转移匆匆离世。

病例 5

这是第四章中介绍过的不幸患者,在第一年诊断过程中因医务人员的临床经验不足,使患者错过了最佳治疗期,第二年病理报告显示 HER 为阳性,医院制定的方案中未建议采用靶向治疗。进入康复期后发现病灶转移至肝脏,再次住入该院,并且采用了靶向药物赫赛汀进行治疗,但使用四个疗程后病情仍有进展,又改用口服拉帕替尼——一种新的双靶点药物。2009 年 10 月,我们在安徽富硒村认识时她仍在服用中。2010 年 4 月,听说她在最后的肝脏介入治疗中不幸去世,令人十分叹息。两种靶向药物治疗为什么都没有能控制病情进展,用药是否正确、药物是否有效……治疗过程中的细节太多太复杂,已无法说清。

病例 5 和病例 7 都是 HER 阳性患者,都是因为前期治疗的延误,导致病情严重恶化,靶向药物也没有能有效控制病情的进展,没有能挽救生命。

病例 8

这是一位年近 50 岁,在康复期颇受煎熬的乳腺癌患者。我们与她一直保持联系,对她的情况较为了解。这位患者于 2006 年接受治疗,当时肿瘤还不到 1 厘米,淋巴也没有转移,应该还处于早期状态,但省院的病理报告显示 HER 为阳性,医生建议她应接受靶向治疗,因接受靶向治疗关系到几十万元的治疗费用,她为慎重,亲自撑着病体,将肿瘤标本送到上海进行复检,结果显示为阴性。两院的两份病理报告一为阳性一为阴性,结论完全相反,形成 1 ：1。本人在第五章第五节中已提醒,如遇这种情况必须要做第三次复检,取 2 否 1 最终定性,但这位患者当时因无家庭能力再跑第三家医院（当时必须要到北京或广州）,无奈之下则主观地认为上海的检验方法较省院更具权威性（忽略了可能的人为等复杂因素）,而以上海的结论为依据制定下一步化疗方案,未采用靶向药物,按常规接受化疗,也勉强度过了三年康复期。据我所知这位患者原来体质较好,食欲不错,体况表象已不觉病态,但刚跨入第四年,B 超检查发现肝脏有两个转移灶（说明治疗结束药效散去后,没有精神情绪、生活饮食两大支柱的支持,体内未杀灭的残存癌细胞或微小转移灶一直在分裂中）,经进一步确诊后在第二家医院接受化疗,据说是使用恩度、希罗达等化疗药物,3 个疗程后不显效果,又转入第三家医院改用靶向药物赫赛汀化疗 4 个疗程,B 超检查肿块明显缩小（仅是暂时受药物抑制）,出院调理数月体况也有所转好,但半年后 B 超检查肝脏又新增多处病灶,再次入院化疗。两年中进院出院反反复复,断断续续进行了 11 次化疗,其中 8 次靶向治疗。每次化疗后病情有所转好,但体况明显变差,白细胞经常降到 2 000 以下,最低不足 1 000。回家调养后体况转好（癌细胞也同时得到养分）,病情又恶化,标志物指标猛然上升,癌胚抗原最高超过 1 000,长时间在 500 左右,P_{153} 最高达 400,长时间在 200 左右。五年期时我们到医院看望,又在化疗中,准备再接受 8 个疗程的靶向治疗。长期的化疗对肝脏造成十分严重的损伤,转氨酶最高达到 200 以上。为保证治疗,她把房子也卖了,墓地也买好了,打算与病魔拼搏到底,她的这种与疾病抗争的精神十分感人,令人可敬。但仅仅依赖药物治疗,这又是她的第二个盲点。我曾向她启导过"331 康复指南",介绍过应对办法,我夫人也引导她走出精神困惑的方法,但她不能真正领会、运用,丈夫也放不下工作,仍仅仅依赖药物治疗。2012 年 3 月 10 日的一次医院探视中,这位患者面部灰黑、食欲不振、腹部肿胀,体质已十分虚弱,生化指标全面恶化,多处出现出血症状,非常痛苦,医生讲已不能继续化疗,靶向药物也不可用了,周身疼痛已在用止痛药,她丈夫讲这次可能走不了了；3 月 21 日与她丈夫的通话中得知腹部已大量积液；4 月 1 日她丈夫来电话告知她已于 3 月 27 日凌晨在昏迷中离世。

　　这是一个令人十分惋惜的不幸患者,这个病例告诉我们,因最初对病理报告中的关键指标定性不严谨,一个重大的失误,致使治疗期、康复期的治疗总像在迷雾中,失去了最佳治疗的机会。如治疗期间能按第五章第四节中提醒的几个方面严密把控,想必是不致如此的。同时也告诉我们,康复期若不能以"331康复指南"为指导,不能使生理平台的三大支柱同时得法到位,仅单纯依赖药物治疗,即使是靶向药物、最先进的医疗手段,也只能是延缓生命而不能真正挽救生命。单纯依赖药物治疗,受尽煎熬,最后还是丧失了生命,人财两空,令人十分叹息。B医生在一次接诊中对病人讲:"接受化疗要十分谨慎,搞不好治疗作用没有体现,副作用已把你治死了。"B医生还说:"随着医疗技术的进步,医生的治疗思路也在调整,有不少患者未采用化疗,而掌握与癌共处的生活理念,不是依赖药物来杀灭,而是通过生活调理来抑制,十年、二十年过来了,现在仍生活得很好。"据世界卫生组织统计,全球大约有1/3的癌症患者是死于滥用药物。

另例2

这里再介绍一个病灶发生在体表的淋巴癌病例,让我们对可能隐藏在体内的微小病灶有一个直观的认识。这是一位60多岁患淋巴癌的男性患者,身材魁梧、体格健壮,不幸患上淋巴癌,经省肿瘤医院化疗、放疗效果很好,原发病灶基本消退,仅在颈部还留有一个绿豆大小的破口没有闭合。这是一个多亲戚家庭,几年中亲戚们不时送来老鳖、甲鱼以补养身体,较顺利地度过了四年,患者及家人倍感庆幸,思想上都渐渐松懈了,错误地认为原来鸽蛋大的肿瘤都消掉了,就剩这么个小点只不过没有闭合,想必不会有什么问题。思想上放松了,生活上也就渐渐回归了往日,不时还来点小酒改善。谁知时隔不久,患部渐感不适,经医院检查诊断是肿瘤复发,立即住院进行化学治疗,但用药后效果不明显,体况继续下降,病情急速恶化,最终未跨过五年即离开人世。这个病例值得令人反思的是,初期治疗的成功、患者良好的体质保证、家人热心的关心支持,这些均构成了能顺利康复的基本条件,但问题是没有对疾病有深入的了解,不知道肿瘤疾病的严峻、癌细胞的凶险,一个绿豆大小的破口仍聚集有数以亿计的癌细胞,仅是因药物的抑制而暂时处于休眠状态而已。一旦药效散去,致癌因素又再累加,癌细胞的复活即成为必然,一旦复活,对原有药物已形成抗药性,癌细胞即会不受控制地快速扩增致病情恶化。

这个病例让人们知道,化疗药物可以使一个几厘米的肿瘤缩小到只有绿豆大小,却不容易彻底消除仅绿豆大小的病根,不少另类肿瘤患者未采取手术切除,而是通过化疗来缩小、消除体内肿瘤,影像检查也确实检不出了,而药物停止后一段时间又会复发,就是因为这个病根不能彻底消除。对原发病灶的病根、对体内可能存在的微小转移灶、对体内残存的癌细胞没有清醒的认识,这是非常令人悲哀的。这些病例,证明大部分肿瘤患者结束治疗进入康复期,虽然一时有较好的表象,但体内仍可能残存有受药物抑制而暂时处于休眠状态的癌细胞、微小转移灶,这时保持一个轻松愉悦的心境是最重要的,遇有重大事件一定要舍得下、放得下,有舍方有得。

二、我们应对险象环生康复期的经历

五年来,我们是在"331康复指南"的指导下,在对疾病康复逐步认识、摸索的过程中走过来的,因为有了一定认识,同时有夫人坚强的毅力、有亲戚们强有力的支持,才能艰难地在危机四伏、险象环生的困境中年年闯关,一步步走过,没有出现复发转移征象,保持了病情的稳定。在这里与朋友们交流一点我们应对康复期的观念和方法。

1. 应对康复的总体思路

我们应对康复期首先是明确指导思想,制定符合病情、体况的总体方案。针对我夫人体况差、病情复杂、HER又呈阳性的特殊病例,而且还带有疑似转移灶的悬念,谨防复发转移是第一位的。医院出院报告明确建议要继续使用靶向药物,这又是给我出的一道难题,如何应对?如何把握?曾使我又陷入了迷惘。但是,认真领悟A医生的"331康复指南",懂得了生理平台三大支柱在康复期相互协调的重要作用;在幸得上海肿瘤医院老院长"若病情稳定可每年仅使用一个疗程"的建议,突破了需继续连续使用的观念;得到B医生"康复期可以视情况启用,如能保持病情稳定可以缓用"的临床指导,突破了需继续使用的观念;同时C医生从中医角度又使我得到开悟,"保持一个清静的心境,对身体的康复作用超过一切外来药物",使我又认识到精神层面、生活饮食层面的调整得法到位,能产生不可估量的作用,甚至能超过药物的作用;另从基因学文献中我也对基因有了进一步的认识,控制基因的环境(生理环境),可以抑制基因的表达;更使我兴奋的是在所查资料中发现,1994年美国一家研究机构公布的一项研究报告中指出"合理饮食可以降低由于基因因素而导致癌症的发病率",所有这些都增强了我的信心。

综合各方面的信息我渐渐认识到：HER基因是不可改变的，但HER基因属非正常表达基因，可以通过改变体内生理环境（细胞环境），使基因缺失表达条件（断其粮草），这样基因就不会被激活，使呈阳性的HER基因被抑制在休眠状态而不能表达。这是一个大胆的设想，虽然没有足够的临床理论依据，但已了解掌握的各方面信息促使我决心在康复期投入全部的精力，作为一项研究课题，拼此一搏。因此，我把夫人康复期的总体思路确定为：

（1）谨防复发转移，充分发挥精神情绪、生活饮食两大支柱的巨大作用，百分之一的希望也要百分之百的努力，而且要得法到位，同时随时准备启动靶向治疗应急预案。

（2）保护修复受损器官，慎用西医药物，尽量避免因药物治疗对身体造成新的损伤。

（3）调养恢复体质，遵循"病去如抽丝"的调养理念，求稳不求快，求缓不求急，调养与抑癌并举。

2. 康复的总体方案

指导思想明确了，具体是根据"331康复指南"的三个方面，充分理解生理平台三大支柱的协同作用，我针对夫人的病情体况制定的个性化康复方案为：

（1）精神情绪调整提升为第一位，精神是身体最高层次的功能，是保障康复的第一大支柱。这关系到生活的方方面面、每时每日，这是我们要用心去创造维护的第一大工程，需要多方面的付出，创建起一个温馨清静有益于调养的生活氛围。我们的具体做法在本章第五节和第九章中与朋友们交流。

（2）药物治疗定为第二位，是保障康复的第二大支柱。我们采取的方法是保持中医药汤剂动态调整治疗，慎用西医药物，尽量不用抗生素类药物，拒绝使用各类保健品。我们的具体做法在本章第四节中与朋友们交流。

（3）生活饮食的调整定为第三位，是保障康复的第三大支柱。这是一个漫长的过程，有很多学问要我们去探索、去摸索。我们的具体做法在本章第六节和第十章中与朋友们交流。

这三方面有机的协同配合，三大支柱同时得法到位，生理平台恢复平衡，疾病康复就有了希望。我认为这就是康复期家人和患者要共同应对的"331康复工程"。

3. 险象环生的康复期

因得到"331康复指南"的指导，对疾病有了充分认识，并作为一项科研课题，投以了全部精力,五年中未出现复发转移征象,但五年中却时时险象环生、处处潜伏危机,每一种险情如不及时控制消除,都可能酿成严重后果,这一切主要是因为前期治疗导致体内脏器组织受损、体质虚弱、免疫系统未恢复功能所致。

1)放疗潜下的险情

结束化疗出院时经 ECT 检查发现有疑似转移灶,这是康复期最要密切关注的问题。遵医嘱 3 个月后再次经 CT、MRI 检查未确诊,才使我稍松了口气,待到一年后第二次 ECT 检查时未发现原浓聚灶有新的进展,才基本排除转移灶的可能,一年的悬念才基本放下。但又在一侧肋骨处发现一新浓聚灶,又是一个新的疑似转移灶,又经多次 MRI、CT 检查才又基本排除转移灶的可能,认为是放疗导致的放射性病变。经 C 医生精心调方治疗,终于在第三次 ECT 检查中未再次检出该浓聚灶。一次感冒引发肺部炎症、胸腔积液的险情,认为也是放疗所致的放射性肺炎。当初采用的仅是预防性放疗,竟也会造成如此大的损伤,可见放疗对身体造成的隐性伤害是十分严重的。

2)外感风寒的后患

康复期慎防风寒感冒是特别要重视的问题,我们虽然处处提防,仍是防不慎防,每年都会发生一两次,每次都要延续一两个月,对身体造成的损伤是非常大的,严重的一次引起气管炎症、肺部炎症、胸腔积液,这是可能形成肺部转移灶的最严重征象,应及时就诊。C 医生谨慎用方,仅配合了 5 天抗生素输液,全部靠方剂治愈,化险为夷。

另 2010 年 4 月一次住大山调养,虽做了充分准备,虚弱的病体仍不能适应大山的阴冷环境,加之山地过于寒性素食,肠胃不适,引发感冒咳嗽而匆匆赶回,经 C 医生把脉诊断是轻度肺炎,立即施方用药,及时控制。C 医生并提醒我们:"你们这样调养是不科学的,要气候相宜,静静住上一两个月才是真正的调养。"通过这次教训,我们认识到这样来去匆匆,旅途劳累,生活规律被打乱,身体不适应,很不利于调养修复。

又一次夫人在阳台洗衣时不慎,忽遭风寒,一个喷嚏,颈部一下错位,剧痛难忍。到中医推拿科,医生见是关键部位,不能轻易下手,要先拍两个位的 X 片看一下病灶状况。X 光摄片时取位有误又重新摄片,又接着做了一个 3.0T-MRI,排除与脑部陈旧病灶的关联。经推拿医生按摩两天有所好转,后经 C 医生把脉,要我们不要再按摩了(肿瘤病人是不宜接受按摩治疗的),吃几天汤剂就会好的。果然服药 3 天后基本治愈,颈部恢复正常。

3）家装带来的隐患

为有利于调养康复消除心理压力,我们放弃了闹区便捷的生活环境,在城郊更换了一套有较好小区绿化环境的二手房,为防止装饰污染,采取了最简方案:卧房未采用一块三合板,书房用夹板打了一张书橱和书桌,客厅用夹板打了两处壁橱,墙壁和顶面均素色瓷涂,地面采用仿实木地板。春节前装饰完毕入住,因恐有污染,入住前进行了污染检测,重点是甲醛。按环保部门的室内安全标准为 0.1 mg/m³,实际检测甲醛残留量为:卧房 0.09 mg、书房 0.12 mg、客厅 0.10 mg。基本符合环保要求,入住后感觉也很好,应该算是成功的绿色装饰。但随气温日渐升高,渐渐有些不适感。进入盛夏我夫人更是明显感到不适,嗓子发干,眼睛发胀,双手浮肿,这引起了我的重视。观察放在书房花架上的一盆玉叶吊兰,发现叶尖均枯萎,叶面也全部出现斑块并渐渐枯萎。吊兰是对环境污染较为敏感的一种花卉,立即想到这是装饰污染问题,但入住前检测指标正常,为什么会出现这样严重的污染? 随即联系环保部门要求再次检测。2008 年 7 月 23 日,当天气温 32℃,按要求提前 6 个小时关闭门窗保持空调状态,实测结果令我大惊:卧房 0.92 mg 超出标准 9 倍,书房 2.005 mg 超出标准 20 倍,客厅 1.303 mg 超出标准 10 倍以上,污染竟如此严重。问题搞清,立即安排夫人赶往南京请 C 医生对症用药,一周后敏感症状逐渐消退。家内立即打开门窗昼夜排风,并大量放置活性炭等。5 天后,第二次检测:卧房 0.128 mg、书房 0.241 mg、客厅 0.131 mg,已属比较理想的状态。据环保人员介绍,装饰过程中有害污染物有多种,其中甲醛最为严重,是公认的致癌物质。涂料油漆因是涂于表面,一般保持通风半年至一年才会逐步散发掉,夹板类中的甲醛残留要三年甚至更长时间才会释放掉,甲醛在气温 19℃以下时较稳定,对人不造成危害,高于 19℃会随气温升高而释放加剧,因此,居室装饰最好经夏季高温后再入住,并加强通风,有条件的可在室内多放置活性炭,有较好的吸收作用。通过这一事件请朋友们注意,为家人改善居住环境,装饰时一定要慎选装饰材料,从简为好。

4）寒性饮食导致胃部痉挛

我夫人在治疗初期就已经接受了部分营养专家的观点,每天早晨起床后先慢饮一杯常温饮用水,半个小时后再饮约 200 ml 以苹果为主配有黄瓜、西红柿等瓜果的果蔬汁。化疗期间因内火很重,这样饮用也许是合适的,从营养学角度及对于抑制肿瘤也是有益的。连续饮用了近一年半的时间,体况尚正常,但面色较差。我夫人是胃寒性体质,一天傍晚突发胃部痉挛,胸部疼痛难忍,面色苍白,手脚发冷,全身无力,状况十分紧急,立即打车赶往医院。为确诊病因,立即进行血压、心电图检查,排除了心脏问题,最后确诊是胃部痉挛所致。稳定住状态后,赶往南京经 C 医生把脉发现胃寒严重,我们介绍了饮用常温饮用水和生冷果蔬汁后,C 医生指导我们讲:"多饮水喝点果蔬汁是可以的,但要因人而异,像你这种胃寒体质宜饮温热水,喝点热饮果蔬汁。"我们遵循 C 医生的指导,调整为每早饮用经温热过的饮用水,与杂粮早餐同蒸一个约 200 克的苹果或雪梨,在中餐或晚餐前一小时饮一杯熟紫薯热饮汁(紫薯营养丰富且有较好的抑制肿瘤的作用,但要避免转基因),感觉较好一直坚持。

以上是康复期几次比较突出的经历,五年中我们始终保持一个积极乐观的态度,认真对待,随时有中医的诊疗指导,均化险为夷。这些是我们五年康复中的一点体会。

三、如何做好康复期的复查

患者在结束常规治疗出院时,医生都会对患者交待有关康复期复查的具体要求及注意事项,患者应遵医嘱认真按时到医院挂诊,最好是手术医院手术医生,这样对患者的病史有一个全面的了解。也可以选择好的肿瘤内科专家,因康复期的药物治疗属肿瘤内科领域,检查什么项目,应遵从专家的意见,一般包括临床查体、生化检验和影像检查。手术后 2～3 年内,临床查体、生化检验一般要求每隔 3 个月检查一次,此后可以每隔 6 个月检查一次。根据情况,有的患者可能还要接受胸部 X 线,乳腺、腹部、妇科 B 超,X 线钼靶、CT、MRI、ECT 等影像检查。康复期可以通过相关的检验检查来反映身体的大概状态、康复的效果,但单纯通过检验指标来衡量身体是否处于健康状态,实际上是不全面的,因为血液生化检验仅是对血液当时的状态进行分析,只能反映游离在部分血液中的癌细胞情况,对已在器官组织内聚集、安营扎寨、形成微小病灶的癌细胞则不能反映出来,临床上只能采用影像检查。遗憾的是当影像检查发现时往往为时已晚,难怪有病友无奈地讲:"肿瘤标志物指标一直都正常,怎么还是复发转移了?"我分析大概就是这个道理。金宗浩教授对体内微小转移灶形成的描述中,也讲到检验指标只是反映人体所具有的生理状态,并不是检验指标正常就是恢复了健康,一切可高枕无忧了,这一点要有清醒的认识。康复期的跟踪检验、检查,有条件的最好在选定的专一医院、专一医生、甚至专一设备上进行,这样对患者的情况有一个全面了解,检查的情况、指标也更有可比性。

康复期的检查是患者家人应主动担当的事情,要有计划有策略地进行,并要有重点的关注和对待,这样能为患者分担内心的压力,让患者思想上放开、放下,少一点烦恼,少一点忧愁,以积极的姿态面对生活。但疾病是很现实甚至是很凶险的,真的全部放下那就是无知了,这时只有丈夫勇于担起这方面的责任,我的策略是对无损伤的生化检验、B 超检查按医嘱进行,有时甚至要加大频度,对各种影像检查则应尽量避减,如 ECT 检查按常规应每年一次。我们通过密切关注骨代谢(酸性磷酸酶 TRACP-5B)状态减少 ECT 的次数,按此策略计划好,每次都是我悄悄提前办好一切手续,前一天说服夫人前往,减少夫人的紧张压力,尽管这样每次还都要引起夫人情绪上的波动"能不能让我安静点,就是你不停给我找麻烦。"经历多了也就不以为然,充分理解吧,增厚点脸皮更能经受住风雨。北京电视台的那位编导,患病后过分疲于公益的奔波,放松对病情的关注,五年后又发生了对侧转移。据了解其丈夫还是一位医务工作者,可能平时疏于这方面的认识和掌控,发生了不应该的意外。下面提供三份本人绘制的康复期检验项目汇总分析表,供朋友们参考。

表 6.1 康复期检验项目汇总分析表

项目分类	代号	检查项目	参考值	历次检验结果						
				半年期出院检查	一年期复查	一年半期复查	二年期复查	二年半期复查	三年期复查	……
血常规	WBC	白细胞计数	4.0～10.0							
	NE	中性粒细胞计数	2.0～7.0							
	RBC	红细胞计数	3.5～5.5							
	HGB	血红蛋白	120～160							
标志物	CEA	癌胚抗原	<10							
	CA125	糖类抗原 125	<35							
	CA153	糖类抗原 153	<25							

续表

项目分类	代号	检查项目	参考值	历次检验结果						
				半年期出院检查	一年期复查	一年半期复查	二年期复查	二年半期复查	三年期复查	……
免疫功能	IgG	免疫球蛋白G	6.91～16.18							
	IgA	免疫球蛋白A	0.68～3.78							
	IgM	免疫球蛋白M	0.61～2.63							
	C3	补体C3	0.88～2.01							
	C4	补体C4	0.16～0.47							
激素	E2	雌二醇测定	根据周期							
	LH	促黄体生成素	根据周期							
	FSH	促卵泡刺激素	根据周期							
	PRL	血清泌乳素	2.74～26.72							
		睾酮	0.00～75.00							
		孕酮	根据周期							

续表

项目分类	代号	检查项目	参考值	历次检验结果							
				半年期出院检查	一年期复查	一年半期复查	二年期复查	二年半期复查	三年期复查	……	
生化	AST	谷草转氨酶	0～45								
	ALT	谷丙转氨酶	0～45								
	TRACP	酸性磷酸酶	2.34～4.04								
	AKP	碱性磷酸酶	42～141								
	CHOL	总胆固醇	<5.7								
	TG	甘油三脂	<1.71								
	K	钾	3.5～5.5								
	Na	钠	135～145								
	Ca	钙	2.19～2.54								

表 6.2　康复期检查项目汇总分析表

部位	检查结果				
	半年期出院检查	一年期复查	一年半期复查	二年期复查	三年期复查
乳腺					
骨骼					
胸部					
肝脏					
妇科					
心脏					
骨密度					

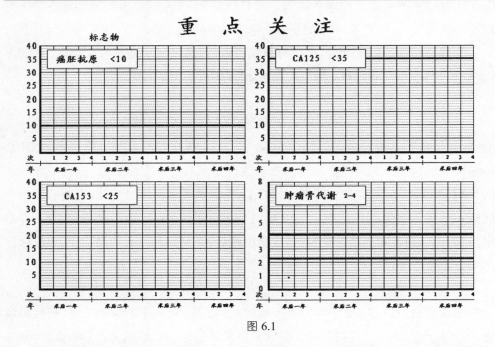

图 6.1

表 6.1 "康复期检验项目汇总分析表"、表 6.2 "康复期检查项目汇总分析表",可供家人在康复期复查阶段直观了解患者体况的动态情况,以便及时关注,不致造成延误。表格仅供参考,可任意扩展或重新绘制,表中列出的指标项目可因人而异,突出重点,自行变更,特别是肿瘤标志物、肿瘤骨代谢指标,建议应列为重点关

注项目,用图 6.1 "重点关注"的曲线图来形象地动态表现。这些图表主要是让家人从一个侧面动态监测患者情况,防止疏漏、延误病情,必要时也可作为就诊时的参考资料。

1. 肿瘤标志物检查

肿瘤标志物检查虽然不能全面准确地反映康复状态,但仍是康复期最要密切关注的一类生化检验项目。它对乳腺癌的早期诊断、治疗监测和预后评估等方面都具有重要的意义。康复期常用的乳腺癌肿瘤标志物检查项目有:

1) 血清癌胚抗原(CEA)

临床意义:CEA 是一种胚胎性抗原,随着肿瘤病灶的进展,CEA 指标会明显呈上升趋向,它是预示肿瘤可能复发或转移的重要指标之一。临床上,CEA 常常和 CA153 联检用于乳腺癌的术后监测。当 CA153 和 CEA 的值同时持续升高并保持较高的水平时,就更应考虑乳腺癌有转移、复发的可能;当测定 CEA ≥ 10 时,在排除非肿瘤性增生的因素之外,提示有复发可能,则需进一步进行相关检查;当测定 CEA>20 时,在排除非肿瘤性增生的因素之外,则强烈提示有复发可能。

2) 血清糖类抗原 153(CA153)

临床意义:①在乳腺癌早期诊断中,检查血清 CA153 可作为乳腺良恶性病变鉴别、乳腺癌确诊的一种有效辅助手段。②CA153 是目前监测乳腺癌术后复发、转移情况较为理想的血清肿瘤标志物。往往在术前测一次 CA153,以便与术后测的 CA153 做比较,若术前异常增高的 CA153 水平在术后明显下降,则表明患者的病情在一定程度上得到控制。③CA153 可用于指导临床治疗,如患者 CA153 水平持续升高,则表明病情继续发展,应全面检查,必要时开始或加强化疗、放疗或改用内分泌治疗等。

3) 血清糖类抗原 125(CA125)

临床意义:CA125 是一种卵巢疾病相关的抗原,可见于卵巢上皮癌、子宫内膜癌,也可见于乳腺癌等恶性肿瘤。尽管其对乳腺癌的诊断敏感度不如卵巢癌,但与其他肿瘤标志物联合测定,能提高乳腺癌诊断的准确率。

4) 血清糖类抗原 199(CA199)

临床意义:CA199 在患有胰腺癌、结肠癌等消化系统恶性肿瘤和乳腺癌时均出现异常升高,常常与其他肿瘤标志物联合测定,应用于乳腺癌的诊断。

5）肿瘤骨代谢 TRACP5（生化检验：酸性磷酸酶 TRACP−5B）

这是近几年从国外引进的一项新的检测项目，江苏省人民医院，2009 年正式准入临床应用。原理是：骨转移改变了骨代谢过程中成骨和破骨之间的平衡，不同原发肿瘤骨转移的性质（破骨型或成骨型）在尿或血中会出现不同。我们在 A 医生的指导下，连续进行了跟踪动态观察，该项指标一直保持在正常范围，从而减少 ECT 的检查次数，减少了辐射带来新的损伤。

常用乳腺癌肿瘤标志物的检测正常参考范围，由于各医疗单位检验方法、试剂、仪器条件等差异，各项指标的正常参考值可能不完全相同。一般情况下，在化验单上都标有正常参考值，可对比测定的各项指标是否在正常范围。肿瘤标志物的检测对康复期预后评估等方面具有重要的临床意义，但不是绝对的评估依据，有的患者肿瘤标志物指标一直在正常范围，也会出现复发转移，因此准确评估必须要医疗专家结合其他相关检查才能正确判断。

2. 影像检查

乳腺癌患者康复期接触到的影像检查可能会较多，除多项 B 超、X 线钼靶检查外，可能还会接触到胸部 X 光检查、CT 影像检查、MRI 核磁共振扫描、ECT 全身骨扫描，甚至全身 PET/CT 扫描检查等。患者接受影像检查要谨慎一点，因为过量的影像检查对身体有一定损伤，这在第四章第三节中已作过介绍。在第十章第一节中也有关于辐射损伤的详细介绍，因此对影像检查要权衡利弊，既要查清病情，又不要多做、重复做，避免因检查给患者造成新的致癌风险。

1）CT 影像检查

CT 影像检查是 X 线断层扫描，逐层显示每层断面上的清晰图像，能发现体内很微小的肿瘤病变，配合 ECT、MRI 对病灶作进一步确诊，一般每年只宜做一次。目前世界先进的 CT 影像检查是双源 CT，同时使用了两套 X 线源和探测器系统，比以往所有 CT 在性能上又有很大提高，辐射损伤也减小，可以在更短的时间里获得高清晰、更精确的医学影像，比目前常规 64 层螺旋 CT 还快一倍。现在很多三级医院等已拥有双源 CT 检查能力。

2）MRI 核磁共振扫描

MRI 核磁共振检查是利用原子核在磁场内共振而产生影像的原理，将人体置放于一个巨大磁场内，透过无线电波脉冲来改变区域磁场，借此激发人体组织内的氢原子核产生共振现象,发生磁矩变化,再经计算机运算,将人体相关部位剖面组织构造及病灶呈现为各种切面的断层影像,并可多方扫描,提供三维空间影像,是现代医学不可或缺的诊断工具。目前科学分析认为核磁共振对人体无创伤,无痛苦,不具侵袭性,不会产生游离辐射。目前临床应用的最大磁场强度为 3.0T,前期为 2.0T。现在美国实验室中已研制出 7.4T-MRI、9.0T-MRI 或更高。在我国3.0T-MRI 正在各地高端医院逐步配套,上海华山医院、仁济医院、东方医院等均已拥有 3.0T-MRI。江苏省人民医院也已拥有 3.0T-MRI 检查能力。乳腺疾病方面,MRI 核磁共振检查除在诊断期对不宜进行 X 线钼靶检查的就诊者来说是一种有效的诊断手段外,还可用于康复期配合 B 超、CT 对某些病灶作进一步的精确判断。

3)ECT 骨扫描

ECT 是全身性骨扫描,是一种利用放射性核素的检查方法,对人体有一定的辐射损伤。在接受 ECT 检查前需注入一种体内显影剂,是一种非常强的放射性物质,不过,目前医学认为这仅产生短期效应,不会在体内形成长期或累积性伤害。因此,临床上一般建议每年只做一次。ECT 骨扫描常用于乳腺癌患者康复期监测骨转移的早期检测手段,能比普通 X 线影像检查提前 3 ~ 6 个月发现骨质病变,能早期发现转移病灶,一般配合 CT、MRI 作进一步确诊,是较为先进的检查诊断方法。但对骨骼的炎症、骨折、血流改变及代谢性骨病变等,也可能会显示假阳性结果,因此在 ECT 检查报告中突然出现疑似肿瘤转移病灶的判断,而未最终确诊前,患者应先保持一个稳定的心理状态。我夫人在化疗结束后接受第一次 ECT 检查时,曾经受了一次不小的惊吓。而以后我们通过对肿瘤骨代谢指标的严密监测,成功地将时间延长到间隔两年做一次 ECT 检查。

四、如何接受康复期的医学治疗

康复期的医学治疗,我认为是"331 康复指南"中三大支柱的第二大支柱。本节主要是指在正常稳定的康复状态下,通过某些药物继续杀灭残存在体内的癌细胞、抑制体内可能存在的微小病灶、调整体内激素平衡、增强自身免疫功能等,同时还有应对其他突发性另类病症可能要应用的药物,不包括规范治疗期间的化疗药物。如检查发现有复发症状、有转移至另一器官组织的转移症灶,那问题就复杂了,也许得根据另一病症重新制定治疗用药方案,这些无法在本章节中交流。

康复期药物治疗范围很广,这是肿瘤内科专家研究的领域。五年中我们一直遵循 B 医生的指导,这里与朋友们交流一点我们在康复期用药的体会,仅供参考。

1. 靶向治疗用药

针对 HER-2 为阳性的病例,临床上认为具有高危复发转移风险。视其病情,一般在规范治疗结束后还要长期或阶段性使用靶向药物,以控制病情。2006 年,国外临床上已有连续使用靶向药物赫赛汀 7 年,而能保持病情稳定的成功报道。国内临床上也有规范治疗结束后继续使用的医嘱,如每年使用一个疗程也需要 10 万元费用,因国内靶向药物当时未列入医保,须个人全额负担,因此有不少患者迫于经济原因而不得不放弃。当时我夫人的出院报告中仍要求"继续使用赫赛汀",这从西医临床角度是非常正确的,当时看到这项建议曾使我又一次陷入迷惘,因为这是一个工薪家庭所无法承受的。所幸我在治疗期对靶向治疗进行了充分了解,慎重分析领悟 A 医生、B 医生、C 医生及上海肿瘤医院院长的意见,最后大胆做出了冒险的决定,暂缓执行省院的医嘱,而是在深入领会 A 医生"331 康复指南"的基础上,在接受常规中西医药物治疗的同时,在精神情绪、生活饮食等诸多方面尽全力投入,作为一项科研课题,尽量都做到得法到位,一年、两年、三年、四年,每年的全程检验检查报告都慎重地请求 B 医生帮助指导分析。B 医生凭着他对靶向治疗丰富的临床经验,每次都非常认真地分析病情,讲解病理,消除我思想上的顾虑,果断做出准确的判断"病情尚稳定,可以缓用"。就这样,五年康复终于出现了奇迹:一个高危复发转移的 HER 阳性患者,康复期未再使用过一次靶向药物,一直保持住了病情的稳定,成功走过了五年康复路(现已过十年)。

2. 内分泌治疗用药

乳腺癌患者康复期需要接受的药物治疗,视患者病情也许是多方面的,其中主要是内分泌治疗,用以控制体内激素水平,达到抑制癌细胞增殖的作用。如病理报告中 ER、PR 均为阳性,则是最佳的适用对象,多一种药物治疗的途径;如 ER、PR 均为阴性,则反映对内分泌药物不敏感,失去内分泌治疗机会。我夫人当时第一次病理报告检验为双阴性、第二次检验为 PR 阳性、第三次检验为 PR 弱阳性,根据临床经验,一般认为两项均为阳性尚有 70% 的治疗效果,两项中有一项为阳性,尚约有 30% 的治疗效果。这里讲的 30%,并不是所有用药者都会有 30% 的疗效,而是指用药者中可能有 30% 的人会体现疗效,而可能有 70% 的用药者在接受毒副作用的同时,对疾病并没有体现疗效。而我夫人当时仅是弱阳性,说明这种风险会更大,但在当时严峻的情况下,我认为即使是1%的疗效也不能放弃。我们带着这种观点向B医生请教,他建议我们可在规范治疗结束后接受三苯氧胺内分泌药物治疗,要求连续使用五年。有关内分泌治疗的情况及注意事项在第五章第六节中已有介绍。

3. 增强免疫力用药

防止康复期出现复发转移的根本,在于提高自身免疫系统抗御癌细胞的能力。提高免疫力的方法有很多,可西医用药,可中医用药,可生活饮食调理,最有效的方法是精神情绪的调整,我们是力求综合治理,不放过一切机会。专门用于增强免疫力的西药有很多,有进口品日达酰,国产品胸腺肽、胸腺五肽等,这类药大部分地区都属自费药,进口品价格高于于国产品数倍。因此我们最初选用的是国产胸腺五肽,但使用后有较大不良反应,有病友也有类似情况,后改用内地老企业生产的胸腺肽产品,基本无副作用,一直使用五年。虽然每年增加近万元的用药费用,但有明显增强体质的作用,还是值得的。

4. 预防骨质疏松用药

有专家指出,从生理角度,人到中年后骨骼中的钙只会向外流失,很难再补进了,人们补钙仅是补充血液中的含钙量,应对生理代谢的需要,减少骨骼中钙质向血液中流失。正常女性在更年期后会加快这种钙质流失,而肿瘤患者在接受治疗,特别是内分泌治疗用药时,骨骼中钙质流失现象会更加严重,很容易导致重度骨质疏松甚至增加骨折的风险。因此预防骨质疏松用药是肿瘤患者,特别是接受内分泌治疗患者应予重视的问题。用于补钙的药物很多,我们接受省院骨质疏松科专家的意见,选用了复合氨基酸螯合钙胶囊"乐力",晚饭后服用,并在早间配合服用阿法迪三,有利于促进钙的吸收。

5. 中医辅助用药

康复期接受中医药汤剂辅助治疗是很重要的,患者及家人要正确认识、勇于接受。中医能根据患者的症状、体况及早进行全面动态的调整修复,医术高明的中医甚至能通过望、闻、问、切传统中医辨证方法,及早发现常规影像检查难以发现的早期病灶。这是中医优于西医的一大特色,而且中药汤剂的副作用相对较小。专家们指出,肿瘤患者康复期中医辅助用药的原则是:尽早使用、全程使用、合理使用。这些在第七章中将展开与朋友们交流。

6. 应对突发性另类症兆的应急用药

患者如没有其他器官组织的气质性疾病，没有意外伤害，静心调养身体，出现另类症兆的可能性会减少，而可能引发另类症兆的原因，往往是人们不太在意的感冒。关于治疗期间谨防发生感冒的重要性在第五章第四节中已作介绍，而在康复期预防感冒同样十分重要。几年中我们虽然倍加防范，但仍是防不慎防发生过多次，每次感冒均会拖延一个多月时间，打乱了正常的调养秩序，体质受到不同程度的损伤，甚至增加复发风险，后果十分严重。

康复期应对感冒等另类症兆用药要注意两点：

1）选择要恰当

任何药物不论治疗疾病的正面作用如何，对身体的副作用都是存在的，康复期用药虽然没有化疗用药对身体造成的损伤严重，但其副作用仍不可小觑，要恰当地选择。我们的做法是首选中成药，如控制无效再通过中药汤剂调理，万一引发严重另类病症，必须使用抗生素或针剂，也要在肿瘤内科医生指导下慎用，防止对身体造成新的损伤，影响康复的进程。

2）购药过程中的要点

一是尽量选购名企产品，当然如果有进口品且经济能够承受最好，对国产品要选择老字号的名企，最好是在病友中有好评的，对靠广告打出来的名企要慎之，对中成药的选择最好是药材原产地的名企，如我们选购常年备用的感冒类中成药，选择的是云南白药集团的产品。二是购药时间、出厂日期和储藏温度等问题。这个问题一般人也许不会留意，各类药品都规定有保质期限和储藏温度的，这是药品研制单位在实验室条件下确定的。保质期与储藏温度是成反比的，储藏温度越高保质期限就越短，有些生物类药物严格要求在 2℃～8℃范围内储藏，更要倍加重视。一般常用药较多是要求在常温下避光保藏。应注意的是有一些要求在 20℃以下保存的药品，对这类药品，销售单位把控是不太严谨的，特别是高温季节，药店虽然都配有空调，但环境温度仍然都会在 20℃以上，如药品在这种环境中存放一个夏季甚至两个夏季，其使用期限必然会大大缩短。对这类药品我们在购药时就要用点心了，对不是急用的常备药，最佳的购买时间应在每年 4 月前购买上年 11 月以后出厂的药品。这段时间气温尚在 20℃以下（注意南北地差），买回放入冰箱冷藏储存备用，这样才能保住药效，包括无温度要求的药品,有条件也宜这样对待为好。

7. 我们五年来药物治疗的用药

"赫赛汀"靶向药物,出院报告中嘱咐可继续使用。在"331康复指南指导"下,各方面得法到位,总体病情稳定,经B医生的慎重分析,始终未再次启用。

"三苯氧胺"内分泌药物,有副作用,根据B医生的意见连续服用5年,服用过程中密切关注妇科状态,一直保持稳定。

"溴隐亭"抗激素药物,这是针对我夫人的陈旧病灶控制泌乳素的专用药物,对胃肠有较大损伤。当年西医认为必须终身服用,通过C医生的中药调理内分泌状态,服用3年后,C医生很果断地认为可以停止服用。

"胸腺肽"提高人体免疫力药物,副作用很小,连续使用5年。

"阿拓莫兰"保护肝脏药物,副作用很小,修复因药物毒素对肝脏造成的损伤,连续使用5年。根据中医理论适合每年春季服用一个疗程。

"辅酶Q10",能促进体内氧化磷酸化反应保护生物膜的功能,副作用很小,计划视情况连续服用。

"乐力"复合氨基酸螯合钙胶囊,副作用很小,补充钙质,增强骨密度,计划连续服用。

"阿法迪三"阿法骨化醇软胶囊,配合"乐力"促进钙质更好的吸收,副作用小,计划连续使用。

"消癌平"直接抑制癌细胞的中成药,副作用小,连续使用5年。

"中药汤剂",动态调控身体状态,确保康复进程,5年一直连续不间断使用,5年后计划适当间隔使用。

"感冒类"中成药,常年备用。

"维生素"系列药物,全面调整体质。

五、如何调整康复期的精神情绪

康复期精神情绪调整应提升为是"331康复工程"中三大支柱的第一大支柱,因为精神是身体最高层次的功能,维护调控好,它所起的康复作用是无量的,很多通过自然另类疗法获得康复的患者,都很好地发挥了精神因素的积极作用。本节中先浅谈一点我们在日常生活中对精神情绪调整的做法,更深层面的在第九章中再与朋友们共同交流。

近年来,越来越多的研究资料表明,癌症的发生与心理因素、精神情绪有着密切的关系,精神状态和机体免疫功能的好坏,对癌症发病和自我消退起着举足轻重的作用,讲究心理卫生不仅能有效地预防癌症,还有利于癌症的康复。这无异于在沙漠中发现了一片绿洲,给癌症的防治又增添了一线新的希望。

英国著名康复医生马修·曼宁,在他的代表作《康复是一次旅行》一书中,通过大量事实充分论证了精神因素对癌症及其他重症疾病康复的重要作用,通过精神情绪的调整,让患者从疾病和不良状态中摆脱出来,从中得到健康、快乐与幸福。英国作家弗农·科尔曼在《心理的力量》一书中告诉人们:"医学界现在已经认识到心理的力量确实可以用来战胜疾病。"

从中医学角度讲,大喜伤心,大悲伤肺,大怒伤肝,大恐伤肾,思虑伤脾。乳房外面属于胃,里面属于脾,思虑是最伤脾胃。在癌症的发生中,心理因素对癌症起着"活化剂"的作用。因为致癌因素在环境中随时随地存在,正常情况下,由于人体免疫功能的作用,使其受到抑制不能发生作用。当某一事件使人产生孤寂、愤怒、悲哀、绝望等负面情绪时,体内相关组织器官会自动产生应激反应,这种应激反应如长期存在,就会导致神经内分泌活动紊乱,器官功能失调,机体免疫能力降低,从而使免疫系统识别和消灭癌细胞的能力大大减低,癌细胞即不受抑制地大量增殖,导致人体患有癌症。因此,康复期中家人首先要为患者营造一个温馨清静、充满生机、有益于调养康复的生活环境,同时要帮助患者认识自己的不良性格,努力改变自己的性格模式、生活方式,学会正确对待生活事件并找到适当的方式宣泄自己的不良情绪,释放心中的压力,消除烦恼,增强抵御癌细胞侵袭的能力。如果我们能像重视医学治疗一样去重视患者的心理健康,充分调动精神因素的巨大作用,生理平台就多了一根强有力的支柱,那么癌症复发转移的可能就会随之降低。

1. 引导对生活的信心

在患者经受疾病的摧残、万念俱灰的困境中,如何引导患者走出疾病的阴影,树立对生活的信心,激发求生的欲望和与疾病抗争的动力,这是康复期首先必须要认真解决的问题。我夫人在结束医院规范治疗回家调养时,首先面临的是居所周围环境对患者心理上的压力。虽然地处市区,生活非常便捷,但居室老旧、人居稠密，触景生情，居家和出行都有很大的心理障碍，夫人状态十分不佳，电视剧"活着真好"对患者在这种特殊状态下的复杂心理作了很真实的描绘。我发现这一严重问题后立即筹划解决方案，在借房租房连连受挫的情况下，决定将住房变现，以信贷方式调整居住环境，在亲戚们的理解和她姐姐们的支持下，在城郊绿化环境很好的成熟小区选择了一处二手房居室，简单装饰后入住，获得很理想的改善效果。虽然一年内搬了三次家，起早睡晚忙得身心疲惫，但能解决这一严重问题还是值得的，通过信贷方式还为应对康复期突发险情备留了费用。随后又将居室用心打造成鸟语花香的人居环境，夫人每天凌晨在充满生机的鸟语声中迎来新的一天，阳台内花卉生机勃勃，用豆芽机培育的有机豆芽展现着旺盛的生命力，培种的一盆盆小麦草更是赏心悦目，鱼缸内的金鱼毛龟能与夫人戏水交流，楼下的小猫小狗也成了她用心喂养的宠物，这一切时时处处都能激发夫人对新生活的渴望，构成了一个十分有益于调养生息的人居环境。这是我们改变生活的第一大举措（见图6.2）。

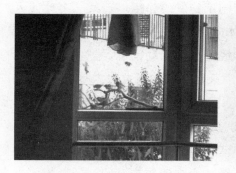
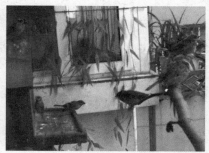
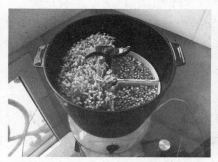
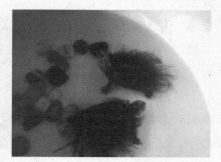

图 6.2

2. 寻找精神寄托

宋美龄在长期应对疾病的养身经历中总结出了很多有益于调养身心的妙方，她认为"虔诚的信仰是一服良药。一个人的健康包括生理、心理方面，而这两者是互相关联的，身体的状况会影响心理情绪，情绪也会影响身体健康。信仰所带来的平安、喜乐、爱心、自尊、盼望，会影响到内分泌系统，最终影响身体的抗病能力和恢复速度"。我夫人长期在她家庭的影响下，很注重追求精神上的滋养，患病后一直在默默寻求精神寄托。一次偶然的机缘，幸得由中国社会科学院和北京大学一批知名专家共同编撰的"中国传统文化读本"丛书中的《坛经》，如获至宝，成了她心灵进入神圣殿堂的开世之篇。夫人爱不释手每天诵念，几年来逐步对中华传统文化的三教经典产生了浓厚兴趣，这对调养身心起到了很好的作用（第九章中再作介绍）。进入康复期第三年，经充分酝酿决意要亲手绣一幅观世音宝像，以感天恩。经精心选择，在南京居所旁的夫子庙景区选择了一幅十分庄重的韩版精细十字绣品，花了一年零三个月时间，凭着她的毅力默默坚持，一针一个阿弥陀佛，甚至进大山调养也不离身边，每天绣上几针感到十分舒心。绣成后专程往佛教圣地普陀山开光，宝像栩栩如生，我算了一下共约80万针，可算是一项不小的工程，一幅很珍贵的艺术珍品。现供奉在家中，她说这可以避解消极情绪，抵御邪恶之气，可算是护宅驱邪保平安的护佑神，给居室增添了无限生机，更重要的是夫人心里寻求到了精神寄托，对身心的自我调整发挥了十分积极的作用。

3. 学会如何释放压力

在这里我们再来了解一下宋美龄是如何面对疾病调整心境的。宋美龄是中国近代史上的一位传奇性人物，也是一位乳腺癌患者，曾两次手术（60年代可能还没有成熟的化疗、放疗临床技术），而能健康地活到106岁，康复36年，这可算是乳腺癌患者能获得长寿的奇迹。不能不承认她在漫长的36年康复过程中，在精神情绪、生活饮食等方面的调理都发挥到了极致，这些除有她的特殊身份和强有力的经济支持外，她的身世、学识、情趣和文化背景，决定了她在精神情绪方面具有极高的自控能力。她对孙思邈的《千金翼方》里的一句话感受至深，受益无穷："养生有五难，名利不去为一难，喜怒不除为二难，声色不去为三难，滋味不绝为四难，神虑精散为五难。"她把这句话浓缩成为"要想长寿，就必须要心静！"宋美龄从真正的世俗中得到超脱，把地位、权柄、物质、金钱、荣耀视为过眼烟云，这一点应该是构成宋美龄长寿心理基础的重要原因。每当有熟人来看她，并在她的面前夸奖她如何如何时，她便淡淡一笑，引用《圣经》上的话，回答说："我要打的仗已经打过，要走的路已经走过，权、名、利已成硝烟散去，忘记这一切吧！"

宋美龄这种超脱世俗、坦然面对疾病的心境，充分体现了一位伟大女性、一个长寿之星的宽广胸怀，这也是每一位患者应努力调整的。作为一个普通的凡人，一个乳腺癌患者，生活中不可能事事尽如人意，遇到困难和烦心的事就要学会自我化解，让自己时刻拥有乐观的心态和快乐的心境，从宋美龄的养生之道中吸取营养、领悟智慧。病友们在交流中也总结出不少应对烦恼的简招，家庭生活中要记住古圣先贤的一句话"各自责天清地宁"，避免不必要的争议矛盾，碰到烦恼的事，不妨学说三句话：

第一句话是"算了吧"。生活中有许多事，可能你经过再多的努力都无法达成，因为一个人的能力毕竟有限，要受各种条件的限制，只要自己努力过、争取过，结果如何已经不重要了，凡事努力但不可执着。

第二句话是"不要紧"。不管发生什么事，都要对自己说"不要紧"。因为积极乐观的态度是解决和战胜任何困难的第一步。上天对每个人都是公平的，它在关上一扇门的同时，必定会打开一扇窗，凡事努力了就无怨无悔。

第三句话是"会过去的"。不管雨下得多大，连续下几天，总有晴天的时候。所以无论遇到什么困难，都要以积极的心态去面对，坚信总有雨过天晴的时候，明媚阳光总在风雨后。

北京电视台那位编导总结出她创建快乐生活的方法：快乐的方法很多，每个人都有自己的快乐，我的方法最实际，找到此刻你最想要的，给自己一份小小的奖赏，安心享受这份奖赏带来的快乐和滋润，不论是一顿美餐还是一件新衣，或者什么都不要，只是一个人静静地、在喜欢的地方走一走，或者只是早上睡到自然醒。适当奖赏和满足自己并不是自私的，因为它会衍生出超出你想象的诸多内容：你快乐了，家人和朋友也会快乐；他们快乐了，你的外部环境会变得越来越好；因为你是快乐的人，人们会因此更加喜欢你、爱你，而他们的爱又将成为我们新的快乐的源泉。绝佳、最优、非常棒的良性循环，只是因为你在那一刻小小地奖赏了自己。

马修·曼宁在《康复是一次旅行》一书中介绍了他多年从事康复事业总结出的"挑战疾病和身心困惑的 12 种观念"（见图 6.3）。

挑战疾病和身心困惑的12种观念

1. 疾病其实也为你提供了一次获得人生升华的机会

2. 真正的关心是康复最有利的工具

3. 受伤的情感比受伤的身体更为有害

4. 我们的身体和精神都乐于倾听灵魂中由衷的欢笑

5. 只有改变原因才能改变结果，只有改变不健康的行为才能改变不健康的身心

6. 如果你还没有学会与压力作战，那么你的身心是危险的

7. 千万不要认为你日常生活和工作中的压力与你的身心健康没有密切关系

8. 如果你希望身体状况得到改善，就应该从改善精神状态下手；如果你希望精神状况得到改善就从身体锻炼下手

9. 饮食就像人体的建筑材料，如果建筑材料的应用出了问题，你的身体就岌岌可危了

10. 绝大多数疾病是吃出来的，是因为对健康知识的无知造成的

11. 绝大多数时候，信心代表了你身心的健康程度

12. 死亡也是一种安慰，就像白天消失，黑夜来临一样

图 6.3

六、如何做好康复期的饮食调养

康复期的生活、饮食调理是"331 康复指南"中三大支柱的第三大支柱，在第十章中详细与大家共同交流，在本节中先浅谈一点我们在饮食调养方面的认识和做法。

康复期的饮食调养是配合康复期药物治疗的另一个极为重要的方面，它所起到的作用，完全不亚于药物所起的康复作用。古人说"药食同源、食疗胜于药疗"，饮食调养的过程就是病体康复的过程。

"病来如山倒，病去如抽丝"，这是自古以来中医对重症患者病后调养的一种比

喻,意思是重症病后的康复是一个漫长的饮食调养过程。总体来讲,应该为患者营造一个温馨清静的环境,在配合药物治疗的同时,心境平静地慢慢通过饮食来滋补调养,切忌急补大补。急补大补也许在一段时间里会使患者的体况表象有所改善,但在这种一时的表象下往往潜伏着不为人知的险象,因此是十分不宜的。从我们的认识和实践看来,我认为这主要有两方面原因:

(1)肿瘤患者经手术、放化疗后,各脏器功能都不同程度地受到损伤,致使体内元气大伤,特别是脾胃功能一般都非常脆弱,如在这时大量摄入动物性高脂、高蛋白食物,首先会对胃肠道形成很大压力。根据有关营养专家研究,不同食物在胃肠道内的停留时间、消化吸收时间是不一样的,同时,为消化吸收营养物质,要先消耗体内的能量。植物性食物在胃中的消化时间一般较短,大部分1～2小时就能被消化,有些植物性食物经粉碎机打成糊或汁后食用,更能减轻胃的压力,很快进入小肠吸收,几十分钟时间就能在体内产生能量,这样消化吸收的时间短,消耗体内能量少,大大减轻了患者胃肠道的负担,这对脾胃消化功能不好的患者特别有益。而动物性蛋白、脂肪等高能量食物,有的在胃中要停留4～5小时,同时还要先消耗体内的大量能量,中医讲食多伤气就是这个道理,这对经手术、放化疗后脾胃功能已十分脆弱、体质十分虚弱的肿瘤患者是十分不适宜的,一定要慎重。

(2)肿瘤患者经手术、放化疗后,体内很可能还残存有游离在血液中的肿瘤细胞,隐匿有一些影像检查还不能发现的微小病灶(医学所称的微转移)。在肿瘤细胞与正常细胞并存于体内,而肿瘤细胞吸收营养的能力远远大于正常细胞,因此,大量营养物质进入体内后,在给正常细胞提供养分的同时,更为肿瘤细胞提供了大量营养,促进了肿瘤细胞的快速增殖。这些都是患者不能感知的,而当一两年后影像检查发现有转移病灶时,就证明了这一点,但这时已经晚了。如果转移灶出现在其他器官,那么乳腺癌患者又将陷入另一场新的更加凶险的灾难。

因此,在饮食调养方面要认识两点:

(1)首先要在认清自己体质的前提下,在众多养生理论中选择正知正见,并尝试适合自己的调养方法。

(2)应弄懂并尽量选择适应胃肠道消化吸收、能给正常细胞提供足够营养、对肿瘤细胞有抑制作用的抗肿瘤食物,"营养与抑癌并施",首选是植物性抗肿瘤食物。

几年来我们通过大量信息资料的查阅、分析、比较,逐渐弄清了很多模糊概念,在我夫人五年的康复过程中，针对饮食调养做了许多大胆的探索，摸索出了不少有效的方法。记得在我夫人最初的治疗期间，家乡的亲戚朋友曾好心地送来不少野生甲鱼，这是人们普遍认为的抗肿瘤的大补佳品（目前还缺乏足够的医学论据）。但请教 C 医生后，针对我夫人的虚弱体质，C 医生很明确地指出："不能吃，吃了要出问题的。"五年中我们没再接触过。当然这也许是针对我夫人的体况而言，也许因人而异，但建议大家在饮食调养方面还是多请教，多看点中医养生书籍，多听听正规中医的意见。实际在手术、化放疗过程中，患者的体质一般都处于体虚状态，当年有一位和我夫人同病房的患者，丈夫是一位农村干部，在院治疗期间野生甲鱼源源不断，出院后回家调养更可想而知。过了几个月，再次到医院找医生，说在哪里又摸到了肿块，医生带开玩笑地讲："你甲鱼吃多了吧。"还有不少有条件的家庭，几乎给患者每天一只甲鱼大补，还有的在家中鱼池里养满了老鳖，期盼心切，可以理解，误认为这样患者就能很快好起来，当然短期可以看到体况表象有明显的改善，但往往正是这些表象误导了家人，很多这样大补的患者，不少都一两年后就再次复发永远离去了。因为无知而成疾是可以原谅的，而仍因为无知再次酿成疾病复发、丧失生命，那就十分令人遗憾了。

我岳父是当地一位具高级职称的老中医，曾是新中国成立后第一部地方志医疗篇的撰稿人，一生的医疗生涯，留下了十多本楷书线装医案，因此我夫人自幼就受到祖国中医的熏染，对中医有一定的认识。除在手术阶段就配合了中医药汤剂辅助治疗，五年来几乎一天未间断，同时还接受了中医调理养生的理念，在饮食调养方面查阅了大量相关书籍，取其精华，为我所用，进行了许多大胆的尝试。五年中，我们除避开了较多动物性高营养物质的摄入外（避开甲鱼、颇有争议的牛奶等，谨慎选择极少量不含激素、抗生素的自然态禽鱼类），还坚持着每天不少于 400克以红薯（红薯的抗肿瘤作用在第十章中介绍）为主的各种杂粮为早餐，更艰难经历了单口吃糙米饭、少油少盐少糖的原味低温烹调方式的探索，详细情况在以后章节中再与朋友们交流。如此大胆的探索，几年来我夫人的体质尚能保持在一个营养较平衡的状态，体重一直保持在增减不大于 2 公斤的标准体重范围内，白细胞、红血球等指标一直保持在正常范围内，各项肿瘤标志物指标都保持在参考值的低水平（见图 6.4），没有水肿现象、没有肢体障碍，各项影像检查没有发现明显的复发转移症兆，肝脏、肾脏、肺部因治疗受损的情况正在修复好转，超声心动图报告显示靶向药物对心脏功能未造成损伤。从众多方面的综合反映,可以认为我夫人五年来在"331康复指南"的指导下,采取的调养与抑癌并举的康复方案是可行的,对癌细胞的抑制相对是有效的。

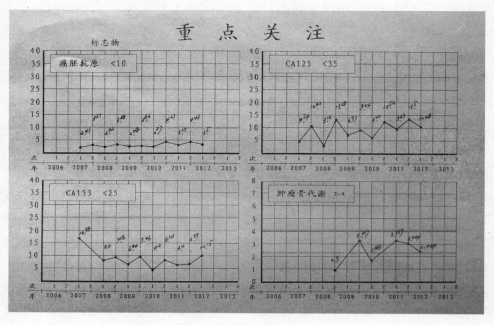

图 6.4

七、对五年康复期的思考

康复期,这是目前医学临床上区别于规范治疗的一个普遍概念,一般认为肿瘤患者结束规范治疗出院后就进入康复期了。各类肿瘤患者的康复期一般认为是五年,而B医生告诉我们对于乳腺癌患者临床上现在的观点是八年,实际八年后出现复发转移的仍不少见。刘少奇主席夫人王光美就是十年后出现复发的。

从我们的经历来看,对一个重症患者来说,我认为,"康复期"与"康复"是两个不同的概念,规范治疗出院后医学临床上认为进入康复期,但从疾病、从患者、从家人角度,不能认为就是康复了,真正的康复,还要经历综合治疗、功能修复、身体康复三个阶段。

第一个五年,更恰当地讲应该是进入了一个更加复杂、更加重要的"综合治疗期"，各类肿瘤疾病的真正致命危险往往出现在这五年中。在这五年中，必须密切关注病情体况，严格从精神情绪、药物治疗、生活饮食三个方面来继续接受治疗和调理，使支撑生理平台的三大支柱协调配合，同时发挥作用，这样才能抑制病情，保持稳定，不发生复发转移症象，这是唯一的途径，别无选择。我夫人第一个五年就是在这种观点的指导下走过的。

第二个五年，应认为是病体"功能修复期"。在这个阶段，虽然病症已消除、体况（表象）已改善，但体内仍还可能潜伏着危机。当然，有成功的规范治疗、有第一个五年综合治疗调理的成功，体内未出现复发转移征兆，但这些只能说第一个五年中采取的实施方案、尝试的方法正确，而不能认为就完全恢复了健康。从另一个方面讲，这些来之不易的成功，一定程度上仍是依赖于药物的支持，不能认为身体已恢复了能抗御疾病的自然生理状态，而药物显效的同时，各方面的毒副作用对体内各脏器组织造成的损伤是客观存在的。因此，我对夫人康复期第二个五年的总体思路为：继续以谨防复发转移为目标，以修复体内受损的器官、恢复功能、增强体质为重点，逐步实现依靠体内器官的免疫能力来即时杀灭变异细胞，通过改善生理环境来防止 HER 基因的异常表达、防止正常细胞的变异。我对夫人康复期第二个五年的总体方案为：

（1）精神情绪调整继续保持第一位，在第一个五年实施的基础上，继续保持、完善，同时寻求更高层面的精神效应，夫人有信心通过潜心学习中华传统文化三教经典，丰富文化内涵，提高精神境界，保持心灵宁静。

（2）生活饮食的调整提升为第二位，以调养恢复体质为目标，进一步寻求自然的环境、有机的饮食，避让各种人为污染源，选择有抗癌作用的食品，改变生活理念，改变不符合健康的烹饪方法和饮食习惯，调养与抑癌并举。

（3）药物治疗定为第三位，尽量避免西医用药，间隔性阶段性地保持中医药汤剂的动态调理，同时随时准备启动包括靶向治疗在内的应急预案。

第三个五年，才可以认为真正进入"身体康复期"，应在第二个五年精神情绪、生活饮食等方面调理的基础上，进一步总结提高，持之以衡。防范肿瘤再次复发转移就和正常人防范肿瘤疾病一样，应该是终生的。一位国外从事解剖学研究的医学专家通过大量尸体解剖，发现在正常死亡者中也有 30% 以上人的体内已隐藏有肿瘤病灶，仅是没有出现疾病征象、没有危及生命而未被发现而已；另有医学专家对 280 位平均年龄 75 岁的老年人尸体进行解剖,发现有 48% 的人的体内已隐藏有肿瘤病灶,说明正常人体内也可能隐藏有肿瘤病灶,而且会随年龄增长而增加。因此不要认为现在没有出现肿瘤症状就不需有防癌意识,比如一个 80 岁查有肿瘤疾病的老人,70 岁时大家一定都还会认为他是一个健康老人。所以,每一位健康的朋友、追求长寿的老年朋友,都应该建立防癌抗癌的生活观念,建立营养与抑癌并举的饮食观念,也要像宋美龄一样看淡权、名、利,以追求自然的环境、有机的饮食、清静的心境为目标来调整自己的生活。

本章不少观点、方法也许令很多人感到不可想象、不能接受。当然对 HER 非阳性的早期患者,可以仅供参考,结合自身情况适当把握就行。但对于中晚期患者、HER 阳性患者、未接受手术治疗的肿瘤患者,特别是已出现过复发转移的患者,希望切要引为重视,不要再心存侥幸,除此以外没有太多选择,即使再先进的医学也不能真正治愈你,病例 8 是一个极具典型的实例,唯有转变观念,改变生活。很多专家都很明确地指出:"只有改变生活,生命才有希望。"

肿瘤患者康复期,除保持必要的中西医结合药物治疗外,精神情绪的调整、生活饮食的调整是两项必须正确认识、认真对待的重要方面,是生理平台不可或缺的两大支柱,它的作用将是巨资药物治疗也不能替代的,将对患者恢复健康起到决定性作用。它是一项长期的,同时又是十分艰难的巨大工程,患者及家人必须引起足够重视。关于精神情绪的调整、生活饮食的调整,本人还将在第九章和第十章中进一步与朋友们共同交流探讨。

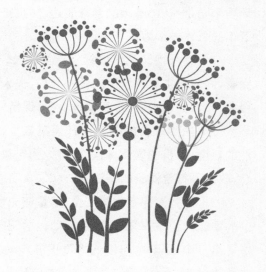

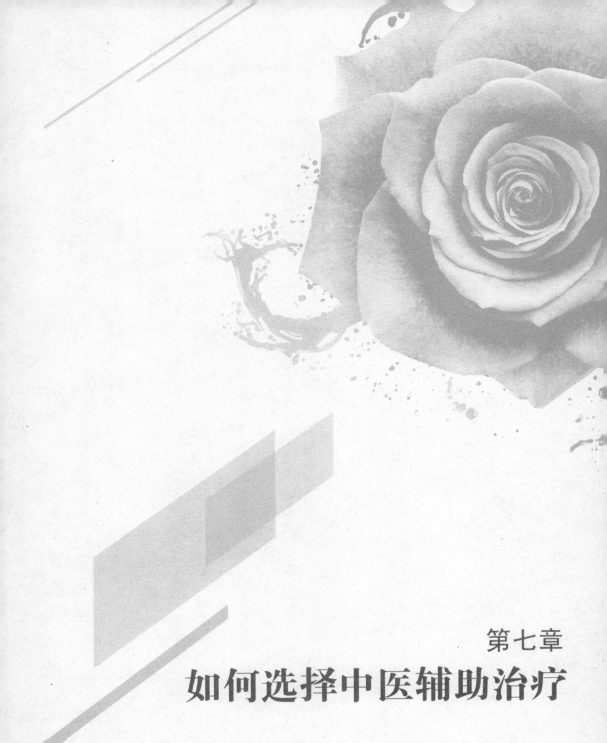

第七章
如何选择中医辅助治疗

第七章　如何选择中医辅助治疗

　　本章主要是让朋友们对中医在肿瘤疾病治疗、康复过程中起的辅助作用有一个正确认识，特别是康复期，应理解为是与西医同等重要，同样是"331康复指南"三大支柱中第二大支柱的一部分，并知道应如何选择、接受中医药治疗。

　　对乳腺癌的治疗，目前主要是在西方医学理论指导下，采取手术治疗的方法切除肿瘤原发病灶，手术后根据症状再继续一定剂量的化疗、放疗和内分泌治疗等综合治疗，进一步杀灭（抑制）体内残存的癌细胞及微小转移灶。但西方医学理论中，目前还没有通过调整体内生理平衡，最终抑制癌细胞再次形成和增殖的医学理论和治疗方法，这就是癌症患者经过了系统的西医规范治疗后还存在可能再次复发转移的原因。

　　我国的中医学经过两千多年的实践积累，对癌症的临床表现、治疗及预后防治已有很深刻的认识，并且积累了丰富的医学理论和实践经验，早在殷墟甲骨文中就已有"瘤"字的记载；汉代名医华佗亦有"抽割积裂"的记载；唐代名医孙思邈《千金方》中有"凡女人多数患乳痈，年四十以下，治之多差，年五十以上慎不治，治之多死"；宋代《圣济总录》中有"瘤之为义，留滞而不去也，气血流行不失其常，则形体和平，无或余赘及郁结壅塞，则乘虚投隙，瘤所以生""正气存内，邪不可干""邪之所凑，其气必虚"。

　　乳腺癌患者经过了西医的规范治疗进入康复期后，除要尽量退避来自外部的各种致癌因素外，康复的关键还在于：一是调整体内生理平衡，提高自身免疫力；二是保持一种愉悦的身心状态，使体内气血通畅，改变气郁、血郁的体质，不致形成血栓癌栓等早期病灶，没有癌细胞安营扎寨形成微小转移灶的土壤。如何调整体内环境平衡，经历数千年,历代名医总结而成以《黄帝内经》为理论体系的传统中医学,形成了一套以"阴阳五行平衡"学说为基础的平衡态医学理论体系。中医学认为:"癌症的形成是人体气血阴阳失衡所致。"这一理论充分阐述了癌症早期形成的真正原因,是因各种内外因素导致身体内环境的失衡(西医基因学研究发现是体内抑癌基因与促癌基因失衡所致),而形成了有利于癌细胞增殖的体内环境所致。应该说中国传统中医学在配合西医治疗乳腺癌方面有着不可替代的积极作用,这在很多医案中均得到体现,西方医学界也已开始正视中国传统中医学在癌症辅助治疗方面的作用。

一、 近代神医

中国古典医书中有"望而知之谓之神、切而知之谓之巧"的说法,如古代神医扁鹊给齐桓公望诊的传说,东汉末年医圣张仲景给当时号称"建安七子"之一的文学家王粲望诊知病的传说等,都是能望神色而知病深浅的真实故事。历代名医留下的类似传说很多很多,像电视剧"神医喜来乐"中,民间悬壶济世的神医更是数不胜数。

近代民史学家窦应泰在蒋氏家族系列纪实文学中,记录了一段关于宋美龄在抗战期间,靠三剂草药治愈西医无术的严重胃病的真实故事。1941年,宋美龄在战时陪都重庆期间居住在长江南岸的黄山上,久居上海及美国优越环境中的宋美龄无法适应重庆山城特殊的气候环境,引发严重胃病,四处寻请知名西医,均无显效,连蒋介石身边的高级医官吴麟逊博士也束手无策,严重时卧床不起,只能食少量流汁,本准备赴美就医,然时事危急,迟迟未能成行,蒋介石为之几乎愁断肝肠,甚至无心政事。宋美龄自幼在美国生活,对中国的传统医学没有认识,一直持抵制态度,在西医久治不愈的无奈情况下,有人提议尝试中医治疗,经秘密寻访,终于找到了战时由南京退避山城的祖传汉医张简斋。张简斋原来在南京行医时已小有名气,来山城后悬壶济世、绝方救人,对各种奇异怪症均能一脉诊清,药到病除,在重庆也是名气惊人,被称为"神医"。经一番周折,张简斋被请到宋美龄居住的黄山别墅,施用望、闻、问、切四诊法,发现宋美龄患的胃病确实与众不同,暗自吃了一惊:"夫人此病乃是胃瘫,如果成脓以后便更不好医治了。"宋美龄听后更为紧张,急问用中草药是否可以医治,张简斋很自信地安慰说:"请夫人放心,我保证三剂草药大病可愈!"于是张简斋处成一方,以"千金苇茎法"治之。宋美龄三剂服下后果然症状大为好转,张简斋乘势再出一方,数日后胃病果真痊愈了,宋美龄从此便敬重中医。张简斋治好蒋夫人的顽症后,更是名震朝野,誉满山城,诊务更加红火。

二、 中医药使用原则

2007 年江苏省首届肿瘤专家论坛会上,国内权威专家们预言,21 世纪将是西医中医相互借鉴互补,标本兼治,可望最终攻克癌症的时代,同时明确提出中医辅助治疗应掌握"尽早使用、全程使用、合理使用" 12 字原则。

1. 尽早使用原则

这是患者和家人最容易被疏忽的问题,从病理生理学角度讲,在病症一经确诊后,不论何时手术、何时化疗、何时放疗都应该立即先辅以中医药治疗,而不是等到西医的综合治疗结束后,才想到用中医药作为康复期的辅助治疗手段。不论是西医的手术、化疗、放疗等,中医都可以配合西医在其前先对身体采取积极的预防保护措施,在其后则可以减轻治疗给身体组织器官造成的损伤。一位专门研究中国传统中医的英国医学博士艾萨克·科恩说:"毫无疑问,中医(中国传统医学)在乳腺癌治疗的各个阶段都能有效地增强常规治疗的效果,能有效地减少手术、化疗、放疗引起的负面作用,确实是西医治疗理想的辅助手段。"从西医的角度,有的医生虽然不否定中医的辅助治疗作用,但不赞成在西医的综合治疗期间使用中药,这主要是防止中药如使用不当会对西医的治疗造成干扰。这一点也不无道理,关键是要能找到真正意义上的中医。

2. 全程使用原则

中医与西医的区别在于不是立竿见影、药到病除,而是从生理运行系统的基础,从枝枝叶叶开始调整修补,细微之处循序渐进。患者在西医综合治疗的不同阶段,体内的脏器组织都会受到不同程度的损伤,导致体内环境严重失衡,自身免疫功能严重受损,这时中医能根据患者的不同治疗阶段、不同的身体状态,即时调方、对症下药、整体调控,如断断续续,则有可能前功尽弃。江苏省中医院肿瘤内科医师李益民主任(C 医生),在一次媒体采访时介绍:"对于早期肿瘤患者,术后采用中医治疗,效果会非常好;对于中晚期患者,建议全程使用中西医结合治疗,也就是术前采用中医调理身体,让身体处于最好的状态接受手术,术后再采用中药调理身体,让身体在最快的时间恢复,然后在放化疗中同时服用中药,减轻毒副作用,发挥放化疗的最好效果。最后就是出院后的康复期治疗,一定要长期中医药坚持。

这样才能真正意义上控制肿瘤的复发和转移！"患者及家人要充分认识这一点，认识到这是一场持久战役，贵在坚持。五年来，一直医治我夫人的 C 医生最初曾真诚地鼓励我们："坚持会有好处的！"我们的经历已充分验证了这一点。

3. 合理使用原则

中医区别于西医的一大特点，是能做到因人而异、一人一方、一时一方、辨症施治，什么阶段应用什么类型的组方，什么体征宜用什么药都大有讲究，这正是中医药的高妙之处，切不可一方到底。特别是在化放疗阶段，这一点显得非常重要。如能找到临床经验丰富，对患者的体征和症状十分清楚的名医专家，一定会很好为你把脉，患者应尊重信任你选定的专家，认真遵医嘱用药。C 医生门诊中有一位女性患者来就诊，一进来，患者就苦着脸说："这个药开始吃的时候感觉挺好，怎么现在一吃就头晕？" C 医生细心把脉后说："从脉象上看，你现在是肝气郁结证，而你服用的药物是四个月前开的补肝气药，肯定不适用于现在的证型，你最好以后不要隔这么久来调方。"该患者服用调整后的组方后，未再发生头晕。

肿瘤患者康复期的中医药辅助治疗，主要是指中草药治疗，我们认为应以组方汤剂为宜，这样能充分体现辨症施治的优势。对于社会上广告宣传的有些灵丹妙药、民间秘方、包治百病的广普药等，似有神功，但不符合中医辨症施治的医理，朋友们均要谨慎，不可随意选用。关于归属于中医领域的针灸、艾灸、推拿、按摩等疗法，不建议轻易采用，如确有症状需要采用，也须在辅助你的中医肿瘤内科医生的指导或认可下谨慎而行。

三、如何选择中医

中医药治疗的真正效果是从"医方、药材、煎制"三个方面来体现的，三个方面都十分重要。如何选择中医，这是首先面临的，也是最重要的。不能不分明目，找到一个中医，开上一剂药方，就认为是接受中医治疗了。不少患者交流中都谈到，现在有的中医看病时既不切脉象，也不看舌象，根据检验报告就能开方开药了，还有的中医仅开中成药和西药，不开组方，失去了中医诊治的意义。其实很多体内的失衡状态，目前常规检验手段是不一定能反映出来的，而通过中医学的脉相、舌相、看诊等却能有所觉察，这正是中华传统医学的神妙之处。

C 医生通过长期对肿瘤疾病的临床医学实践认为：一般情况下，脉象和舌象是相一致的,如果出现脉象与舌象反映出不一致的异象,而患者自己又没有不适的感觉,则有可能是癌症发生的征兆。中医认为"邪之所凑,其气必虚",也就是说,哪虚,哪就可能是其转移的方向。乳腺癌患者的肺、骨、脑等组织往往可能是发生转移的方向。如果切脉发现右寸(属肺)细弱,则提示肺气不足,此时如无其他原因可询,即应注意是否有肺转移可能;如切脉发现左尺(属肾)沉,提示肾精不足,如果没有腰酸腿软等肾亏症状时,即要高度怀疑脑转移、骨转移的可能,因为根据中医理论"肾主骨,生髓充脑",骨、脑的亏虚反映在肾脉上。C医生在他多年坐诊中,有很多在病人全无知觉,未做相关医学检查的情况下,通过望、闻、问、切早期发现肿瘤病灶的真实病例。

　　C医生多年对肿瘤疾病的临床研究认为:根据癌症发生的原因,癌症的发生或复发,都可以通过中医手段很早地被发现。所以患者在接受中医治疗时,找到一个好的中医十分重要,真正好的中医才能辨症准确,及时发现病情,用药到位,再困难的病情也能收到较好疗效。如何选择中医,在第四章第二节中关于如何选择医院、医生的所述情况可供参考。如何选择适宜治疗乳腺癌疾病的中医是有讲究的,本人认为应从五个方面考虑:(1)尽量选择正规的大型综合性重点中医院;(2)选择肿瘤内科;(3)选择擅长乳腺疾病的专家;(4)选择具有中西医结合治疗经验的临床中年专家;(5)诊室现场观诊。从这五个方面出发,相信你一定会找到悬壶济世的名医高人。

1. 尽量选择正规的大型综合性重点中医院

　　当然民间或地方医院也可能会不乏名医和广告宣传中的"神医",自古有"中医在民间"的说法,但现在社会发生了变化,特别是乳腺癌疾病的特殊性,建议还是应首先选择省级综合性重点中医院为好,这是按医院规范化管理,遵照人才标准择优录用的,不论是医生的临床经验还是医院的设施条件相对都较全面、较正规,基本还保持传统中医的观念,这是首选正道。不过也有一些大城市的民间传统中医诊所藏龙卧虎,特邀医学院校的教授或正规医院的名医专家坐诊,只有深入做一些调查了解才能找到真正的救星。

2. 选择肿瘤内科

　　乳腺癌疾病接受中医治疗,主要是配合西医的治疗方案,通过调整患者体内的气血阴阳状态,恢复体内环境平衡,提升自身免疫力,达到辅助治疗的目的,这是属中医肿瘤内科的范畴。如果是为了前期检查、诊断、治疗,特别是需要手术,挂了中医外科诊,那就是找错门路了。建议还是到省级综合性重点医院找普外科的乳腺知名专家就诊,第四章中病例 5 和我夫人最初就是犯了这种原则性的错误。

3. 选择擅长乳腺疾病的专家

肿瘤内科还是大类,因肿瘤疾病种类很多,各有特征,有的病种病因很明确,有的病种治疗方案很定性,而乳腺疾病关系到患者体内激素水平、生理环境的整体平衡等,病因十分复杂特殊,第四章节中已有介绍,所以一定要找到对乳腺疾病治疗有丰富经验的肿瘤内科专家才行。

4. 选择具有中西结合治疗经验的临床中年专家

因为乳腺癌患者的最初阶段是通过西医的手术、化疗、放疗及内分泌治疗等方法治疗的,对西医各种治疗方案的医理、层出不穷的化疗新药的药理、可能对身体造成的损伤及毒副作用等,要了如指掌、有丰富的临床经验,这样才能结合患者的症状、体征等辨症施治,合理辅以中医药治疗,才能达到中医辅助治疗的效果。

5. 诊室现场观诊

找到了你期望中的名医专家,如有可能还应该先亲临现场亲眼目睹其诊病的过程,观其是否耐心细致地按望、闻、问、切的传统方式诊病,是否具有品格高尚的医风。

通过以上几个方面,找到了你所期望的名医专家,那就应该尊重信任你选定的医生,让医生充分了解、掌握患者的病情和体征,认真遵医嘱用药,并要持之以恒,切忌朝三暮四、病急乱投医。要了解更多有关中医就诊治疗方面的知识,请查阅南京中医药大学孟景春教授编写的《熟门熟路看中医》一书。

四、如何选择中药材

这是关系到中医药疗效的第二个重要方面。现代药理研究发现,中药材中的化学物质,对肿瘤细胞的杀灭或抑制,是从多个层面、多个环节、多个部位发挥作用的,如对抗致癌启动子、抗癌细胞增生、抑制癌血管增生、促进癌细胞凋亡、直接抑制或杀灭癌细胞及细胞生长周期、影响癌细胞化学成分及代谢、抑制癌细胞增殖的作用等,显示出中药材明显的多靶点效应。单味中药中含有多种成分的化学物质,而中医又多用复方治病,复方中有效成分就更为复杂多样,因此中药抗癌的多靶点效应是十分明显的。再则,癌细胞生存是有一定条件的,而中草药"调整阴阳,扶正固本",意在唤醒肿瘤患者体内的免疫功能,彻底改变癌细胞赖以生存的土壤。例如中药材"乌骨藤",是云贵高原地区的珍贵药材,又名"通光藤",古代有"神腾"之说,有明显的抗肿瘤作用。现代药理研究表明,其含有"乌骨消癌素"(c21-甾体甙和乌骨总碱),能够切断癌细胞的有丝分裂,进而杀灭癌细胞,防止肿瘤扩散。以乌骨藤单味药材制成的中成药"消癌平",我夫人五年来配合中药汤剂一直坚持服用,应该说作用是肯定的。

根据名医专家开出的药方,如何配到品质优良的中药材,也是非常重要的。药材的质量不仅取决于药材的产地、品种、等级等生长环节,还取决于加工、储存、流通等销售环节,这又是一门学问,在这里简单分析一下这方面的情况。

1. 生长环节

古代医家对药材的原产地及品质是很有讲究的。近几十年随着科技发展而急速恶化的生态环境,已非古代老祖宗时期的自然生态环境,中药材的生长已由自然原生态,发展到人工种植方式为主,更有采用现代规模农业方式种植,或从原产地引种到异地以大棚方式培植等,真正原产地原生态的野生中药材已十分少见了,因此现在同一种药材的真正药效确实存在一定差异。对于这个问题,当今的医生在开方时已通过适度加大配伍量来弥补这种不足,以确保药效。从我岳父早年保存的医案中可以看出,早年传统中医方剂中的配伍量是以"钱"为计量单位,一钱相当于 3.3 克,一般单味药材的配伍量都掌握在 2 钱、3 钱的剂量上,而现今医方中的配伍量往往都有所增加。

2. 销售环节

这是一个十分复杂的方面,也确实存在不少问题,我们无从探究,只建议大家在选配药材时多做一些选择:一是省级医院及大城市就诊量很大的正规医院内设的中药房;二是各大城市著名的、知名的老字号中药房,如北京同仁堂、天津达仁堂、杭州胡庆堂、苏州雷允上等百年老店。这些正规大医院、老字号药店,相对物流量大,保品牌保信誉意识强,药源可靠,把关相对较严格。另外也有些大城市知名的民间诊所,特别是中年名医坐诊的诊所,他们正在重疗效树信誉的创业阶段,希望他们的组方在患者身上显现疗效,因此对中药材的选配也是十分严谨的。有患者将某诊所的药材与省级大医院的做过比较,基本没有区别,而且有的诊所还采用电子称单味准确分量,这一点目前在大医院还没有做到。一些小地方的医院、诊所、药店因经营量太小,很难做到药源正宗、保存得当,难以保证药材的质量。我们有过这方面的体会。有在省院候诊的外地患者讲,在这里开方配的药效果很好,但是回家再复方效果就不行了,这不免存在药材品质上的差异。

我们几年来的做法是：每次到省城挂诊开药，不论两周、三周还是一个月的量，都是在省院药房配药，用专用防湿旅行箱带回自煎。这是我们确保中药疗效的措施之一，五年来一直如此。总体来讲，在选配中药材的环节上还是多用一点心，做点调查比较为好。

五、 如何煎制中药

这是保证中药疗效的第三个重要方面，这关系到选用什么煎药器皿、用什么水源、如何掌控火候和时间三个环节。选择确当，方能充分发挥好方好药的真正疗效。

1. 关于煎药器皿

传统观念认为煎药采用陶制的瓦罐、砂锅最为适宜。明代名医李时珍指出："煎药忌用铜铁器，宜用银器、瓦罐。"而现在实际使用铝锅、不锈钢锅的不在少数，在这里对各类煎药器皿谈一点认识。

砂锅、陶器、瓦罐是首选煎药器皿，因为砂锅、陶器、瓦罐的化学性质稳定，不会与中药材中的化学成分产生化学反应，且锅体厚，热力缓和，导热均匀，十分符合煎制药液的药理要求。

铜锅、铁锅、铝锅和搪瓷锅，均是不宜使用的器皿，因这些容器的化学性质均不稳定，易氧化，在高温煎药过程中易与药材产生化学反应：如铜质锅会释放出微量铜离子；铁质锅会释放出铁离子；铝质锅会释放铝化合物；搪瓷锅会从珐琅里释放出对人体有害的珐琅铅等化合物，若搪瓷剥落，内层铁质锅体又会发生化学反应。综上情况，这几种锅体都是不宜使用的。

银质锅，实际应用并不多见。银质锅体的化学性质虽稳定，不会与药液产生化学反应，但也仅是古代宫廷贵人的选择。实际银质锅导热性能过强，锅底温度过高，锅体内温度不均匀，所以现实中实用价值不大。

不锈钢器皿，化学性质稳定，坚固耐用，导热性好，除一些家庭自煎采用，现医院、药店、诊所代煎中药已普遍采用不锈钢器皿。但不锈钢是一个总体概念，实际材质也是十分复杂的，严格的讲有专门用于食品餐饮具的不锈钢及制品。现在大型医院及有些正规诊所采用国产或进口的专用压力式煎药容器，对材质应是有一定讲究的，不过经医药研究认为，不锈钢器皿总体讲差于陶瓷器皿。这里也交流一点我们的体会，最初我们选择采用的是传统陶制煎药罐，符合药理要求，但这种煎药罐用现有的燃气灶具煎药,火候很难掌控,或外溢或爆罐,基本是人不敢离灶,每天要花费大量时间,前两年用坏了不下十个药罐。后经病友介绍应用一种分体式自控电热煎药罐,由陶质药罐与自控电热平台两部分组成,既保持了传统煎药罐体的要术,又采用了电子程序自控的现代技术,可根据自煎要求,自设时间、自控温度,人性化操作,很好的解决了家庭自煎中药的难题,很值得推广。我们通过网购选择的文新牌祝尔康壶,一直使用至今,性能优于市售其他各类电热式煎药罐。

2. 煎药用水及浸泡时间

古人对煎药用水十分有讲究,李时珍在《本草纲目·水部》中介绍了雨水、河水、井水、泉水等十多种煎药用水。但今非夕比了,现在生态环境已经发生了改变,现实地讲,在城市环境中只宜根据条件在自来水、净化水、纯净水等有限的水源中选择了,如确有环境资源优势,品质有保证,可以选择质优的泉水、井水、河水等。就城市环境,本人经多方分析比较,目前我们城市自来水源执行的是生活用水标准,并非饮用水标准,因此普遍采用氯气或漂白粉消毒,致使水中都不同程度地残留有一定量的有害化学物质,如确别无选择,应将自来水先用广口容器放置一天后再使用。关于城市罐装净化水(15升),执行的是饮用水标准,一般有两种:一种是经严格净化处理,能全部去除水中的有害物质,但同时也去除了水中有益的微量元素及矿物质;另一种是经净化处理后又人为添加一定剂量的微量元素及矿物质。如选择用于煎制中药,建议选择前一种为宜,所缺微量元素及矿物质从组方里的药材中已可补充。关于超市销售的各种瓶装饮用水,品牌很多,大致可分为蒸馏水、净化水、纯净水等几类:瓶装蒸馏水是采用蒸馏方法制取的类似医用注射用水的水质,是最纯洁的水质;瓶装净化水,类似于罐装净化水的水质;纯净水是取自采取严格环境保护措施,保持未受污染的自然状态的湖、河、泉等的水源,不经净化处理,基本能保持天然水源的水质,最接近传统的煎制中药的水质要求。我们经认真分析比较,最终选择的是瓶装纯净水,选择了品牌含金量较高的"农夫山泉饮用天然水",结合饮用,几年来每次都是由当地经销商直接派送1.5升装的整箱入户,以确保煎药的水质要求。几次特殊在外代煎,也是自带从超市购买的农夫山泉瓶装水,以确保药物疗效。关于代煎中药的水质,有的是将自来水放置一天后使用,而大部分是直接放取自来水使用。关于浸泡时间和水量,浸泡时间应根据气温及药材的种类而定,一般头煎浸泡不少于30分钟;水量应结合药材量、煎制时间、药液浓度来体验掌握,有的药书上仍按传统要求,水量浸泡超过药面 2 厘米,但实践中会发现,因现在组方的配伍总药材量增多了,一般只可稍超药面一点,应具体把握。

3. 煎药火力和煎药时间

煎药的火力又称火候,是指煎药时火力的缓急与火力的大小。火力掌握得当,直接关系到药液的质量。煎药按传统的用火原则是"先武后文",即先用高火加热至沸腾,然后改用小火将药液保持微沸状态至所需药液浓度。煎药时间的长短,要根据药材的性质和病情而定,同时与加水量、火候有关,应根据具体要求和掌握的经验恰当地把握。关于煎制的次数,为充分发挥中药汤剂的疗效,本人一直采用三煎的方法(一般人都是采用两煎法)。有人对自煎药次数做过研究,药材药效的煎出率第一煎为 30%,第二煎为 40% ～ 50%,第三煎为 20% ～ 30%,证明采用三煎法药效的煎出率最高。如药性可能,应尽量采用三煎法,头煎时间掌握在 40 ～ 50 分钟,二煎、三煎掌握在 30 ～ 40 分钟。

4. 中药代煎

医药单位代煎中药,这为不少患者接受中医药治疗创造了一个便捷途径。据了解现在开展代煎服务的正规医药单位,普遍采用不锈钢材质的压力式煎药容器,但只可煎制一次,如将来对这种压力式煎药罐加以改进,除机械压取药液外再增加负压抽吸功能,药效的煎出率会进一步提高。另外,代煎中药不能做到部分药材需要分次投放的药理要求。因此,分析各方面情况,条件可能应尽量采用陶瓷药罐用心自煎,药物的疗效应是最好的。

患者接受中医药治疗,本人认为在有条件的情况下,家人一定要熟悉和掌握中药自煎的方法和要领,这是必须要学会的一项新技能。本章节仅是本人对中药煎制的一点体会,仅供参考,如需掌握更多的细节要领,可查阅由南京中医药大学朱爱兴教授编写的《家中中草药有问必答》一书。

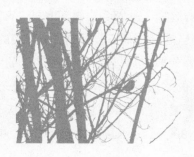
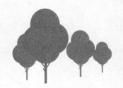

第八章
探索中的自然康复法

第八章　探索中的自然康复法

　　本章主要是让朋友们对自然疗法，对自然力在肿瘤康复过程中的神奇作用，有一个初步了解和正确的认识，更加坚定疾病康复的信心。"331康复指南"中精神情绪、生活饮食的调整均属于自然康复法的范畴。

　　肿瘤疾病，这个现代人面临的医学顽症，近百年来全世界众多的医学专家为之付出了毕生的精力和巨大的代价，虽然对早期肿瘤疾病尚有较好的治疗效果，但对很多中晚期肿瘤疾病仍然是感到束手无策（第一章中已介绍）。现代医学如此发达，各国政府投入巨大的人力、物力和财力，却仍解决不了这个难题。现代医学在长期的探索中已逐步认识到，肿瘤疾病是一种由多种病因引起的细胞性疾病，这超出了现代医学病因学的范畴，现代医学可以切除肿瘤、消除症状，但不能扭转体质、消除病因，不能修补细胞、使细胞活化。当人们意识到医学治疗的成效确实有其局限，寄期望于医学上的种种突破只是一种美好的愿景，可望不可求或似乎走入了一种迷途，人们又开始重新重视和探索自然疗法中各种另类疗法的神奇和不可小觑的疗效，形成了新的自然医学体系。

　　自然康复法，这是自然医学应用于肿瘤疾病的一个新概念，是肿瘤患者在接受医学治疗的同时，采用自然方法从精神情绪、生活饮食等诸多方面进行综合系统的调理，对身体进行修复的一种方法，它的很多理论来源于我国古代医学宝典《黄帝内经》及中医学理论。目前世界各地流行的多种非医学途径的另类疗法，很多都隶属于这个范畴，总体讲是依靠自然生态环境、自然规律、自然资源，依靠自然力，采用纯自然方法、自然手段，以调动人体与生俱来所具有的生理平衡系统和十分强大的免疫、修复功能,从体内的细胞环境、基因表达的环境入手,对可能诱发癌细胞转移的另类症兆,从肿瘤复发病灶的萌芽状态进行调控、抑制、杀灭的一种方法。

一、自然力的神奇

这是媒体介绍的两个真实病例,生活中类似的病例也不胜枚举,这值得我们反思、值得我们探索。

实例 4

2009 年 2 月 25 日,央视四台"中华医学"栏目播放了一个题为"癌细胞为何神奇消失"的实况视频节目。专题介绍了一位龄已 7 旬的老科技工作者陈恩华,10 年前身患肠癌中晚期,按常规必须进行手术、化疗、放疗的规范治疗,而这位老科技工作者在进行了手术治疗后,凭着他不寻常的思维、超凡的智慧,大胆做出了非同寻常的决定,停止继续化放疗,改用中医药治疗,并彻底转变生活观念,放弃都市的现代文明生活,退避乡村,在北京郊区密云县一个风景秀丽的景区村社,过起了自种自食、自娱自乐、日出而作、日落而息的农家自然生活,整个身心以一种十分放松愉悦的心境淋浴在大自然的环境中,十年后检查体内的癌细胞(应该是早期病灶)竟神奇般地消失了,而且身体比生病前更加健康。这是一个较典型的依靠自然的力量成功获得康复的真实病例,也许其中涵括了多种自然疗法。这一实例带给我们的启示是:

1)彻底避开现代文明诸多方面带来的不良影响和致癌因素。

2)笑对人生,以一种十分放松愉悦的心境淋浴在大自然的环境中。

3)饮食方面坚持"粗、杂、淡"的食物结构,尽量食用以素为主的非加工食品。

4)长时间一直坚持不懈地接受中医药治疗。

当然,这个实例不是要肿瘤患者都退避都市、移居山村。在都市环境中,随着城市人居环境的改善,同样可以选择到相宜的绿化环境,选择自然的生活方式,重新规划新的生活。

实例 5

卫生部健康教育首席专家、中华中医药学会微量元素分会理事长、北京 301 医院赵霖主任介绍了这样一个病例：一位壮年男子经医学检查确认患了胃癌，已到晚期，因无经济能力只好回家。第二年，这位病人再次来医院检查，令医生惊讶的是癌肿消失了！医生问及，他坦言相告：农村人家还能有什么好吃的，就是家里有几棵枣树，收获季节每天生食一大把枣，剩余的贮存好，慢慢吃。赵霖主任讲这确实是一个真实病例，但一例病例还不能说明什么问题，不能完全证明他是由于吃枣治好的，同样也因能坦然面对的精神因素和农村自然生态环境协同作用的效果。不过我从美国农业部一份对近百种食物中钾、钠含量进行分析对比的资料中发现，大枣中钾钠比是近百种食物中最高的。细胞学研究已证明高钾低钠食物和体内环境对癌细胞具有抑制作用。

二、源远流长的自然疗法

在我国的远古时代，我们的老祖宗就已总结出"法于自然"的自然养生理念，以超人的智慧发现了人体经络，并总结出了阴阳五行学说和许多"顺乎自然、取法自然"行之有效的养生保健方法，这些是我国最早有记载的自然医学、自然疗法（自然康复法）理念。另外，如印度和希腊等许多文明古国也保留下了很多宝贵的医学智慧。

进入 20 世纪，自然医学又开始复兴，西方医学（西医）之父希波克拉底也精辟地指出："病人的本能就是病人的医生，医生是帮助本能的。"

1920 年，著名的美国自然医学家卢斯特，在纽约创立了美国第一所自然医学院。

1938 年，中国科学院学部委员（院士）叶桔泉教授出版了《自然医疗》一书，他十分重视保护与调动人体的自然防病能力，以达到健康之目的。

1982 年，日内瓦自然医学国际会议上提出自然疗法的宗旨为"平衡人体，促进机体的自然防卫和自我调节机理，借此帮助病人而不是取代病人的机体功能"。

1998 年，我国现代自然医学的先行者杨添洪女士，率先在辽宁抚顺成立了自然健康推广中心，实施和推广自然医学的理念，使现代自然医学在中国取得了长足的进展。

2002 年由联合国世界和平基金会及世界自然医学基金会倡议，提出"21 世纪世界自然医学促进与发展宣言"，目的是在联合国领导下建立世界自然医学组织，大力发展自然医学，建立现代医学与自然医学相结合的 21 世纪世界崭新医学体系。

进入 21 世纪,现代自然医学有可能为人类健康带来新的希望。各种自然疗法、自然康复法配合西医治疗近年在欧美各国很受欢迎,各种以自然疗法为主的诊所和医院在不断创立。

自然医学强调活化人体细胞,细胞健康了,人体就健康;自然医学倡导健康的生活方式,主张人类与大自然和谐,吃无污染的有机食品,饮用足量的健康好水;阳光和空气是生命的动力,运动是健康之本,要保持充足的休息和睡眠;自然医学要求人们应戒烟限酒,避免或减少精神压力,避免滥用药物带来的毒副作用。

自然疗法根据自然医学的哲学观,深信人体天生具有"自然自愈能力",通过综合性的自然疗法提高或修复机体的自愈能力,达到生理平衡和疾病康复之目的;自然疗法根据自然医学的整体观念,强调通过综合自然疗法激发人体自身防御疾病的能力,逐步恢复人体各系统的整体功能,最终达到身、心、灵全面健康的目的;自然疗法针对自然医学提出的五大病因,给细胞补氧、补水,保持细胞营养均衡,使组织微循环畅通,提高细胞解毒功能,并及时排毒,让不健康的或有病的细胞更快、更好地修复和自愈,从而改善各脏器的生理功能。

三、各具特色的另类自然疗法

自然医学应用于肿瘤疾病的康复,目前还仅处于初级阶段,全世界众多的医学专家、营养学家、健康学家都在各自的领域,从各种途径、以各种方式进行着大胆的探索、尝试,也摸索出很多成功的个例,总结出很多经验,形成各自的理论,呈现一种百花齐放的态势,非常令人庆幸。据国外媒体报道,很多西方先进国家有三分之一的肿瘤病人在接受西医治疗的同时,都在积极寻求各种自然疗法的治疗途径。

自然疗法(另类疗法)范围广泛,内容丰富,很多不仅适用于肿瘤疾病,还适用于亚健康人群和慢性病患者。根据其作用于人体的方式可分为四个大类:

1)作用于体外环境,如:空气疗法、日光疗法、温泉疗法、泥土疗法、热沙疗法等。

2)作用于人体局部,如:针灸、推拿、按摩、刮痧、足浴、运动等。

3)作用于体内环境,如:饮食疗法、生机疗法、营养疗法、元素疗法、断食疗法、饮水疗法、补氧疗法等。

4)作用于精神层面,如:睡眠疗法、心理疗法、心灵疗法、音乐疗法、气功疗法等。

这些种类繁多的疗法不是独立的,而是相互联系、相互影响的,有的是通过调整体内的平衡来增强自身免疫力，有的是抑制另类症兆的萌发维持身体康复的体态、有的是对肿瘤疾病有直接的抑制作用等。但也有些疗法不宜用于肿瘤患者，因此具体应用一定要根据自己的体质、选择适当的疗法，或遵医嘱谨慎选试。在这里仅选择几类与大家共同交流：

1. 饮食疗法

饮食疗法又称食疗，是一个大类，生食疗法、营养疗法、断食疗法等都属于这一大类，饮食疗法即通过科学合理地利用食物来调整机体各方面的平衡，使其获得健康或愈疾防病的一种方法。古代名医李时珍在《本草纲目》中指出"药食同源"的药理，就肯定了合理饮食对健康的重要性。饮食疗法不仅供给人体生理所必需的营养素，而且还能够调整机体内生理平衡，改善人体内的病理状态。关于我们对饮食疗法的初步尝试在本书第十章中与大家交流。

2. 生食疗法

生食疗法也叫"生机疗法、自然疗法"等，实际也是源自中国中医理论。下面是有关生食疗法的部分报道：

美国西太平洋大学营养学博士、营养与健康学科带头人，澳籍华人林殷正先生创立的自然疗法，在西方非常提倡，其根本原理即叫人生吃、生食，遵循自然法则，回归自然。因为我们人的基因原本是吃生食的，是以果蔬五谷杂粮为主的，人不属肉食性动物。

60 年前，美国有个非常出名的葛生教授，他给爱因斯坦治过病。葛生教授有一千多个晚期癌症患者，在他疗养院附近买了大片的土地，雇人种植没有农药的蔬果、有机农作物。病人住在他的疗养院，在他的指导下接受新的饮食方法，以喝果汁的方式，现榨现喝，每次在 15 分钟内慢慢喝完，不用高温，这样坚持一周、一月，病体就会有脱胎换骨的感觉，整个人就变成另外一个人。犹太籍格尔森博士也发明了一种治疗癌症的生食疗法，适当搭配生食或纯粹生食，对症治疗。他以苹果汁、橙汁、橘汁和芹菜汁等新鲜果蔬汁治疗一些癌症患者，收到意想不到的良好效果。

1962 年，美国 50 岁的安妮·威格莫尔患了癌症，绝望中她回归原始人生食蔬果之生活方式，日复一日，坚持不懈。20 年后，她容光焕发、步履轻盈地登上了在日内瓦举行的世界医学大会讲坛，介绍生食治癌在她身上创造奇迹的经历和体会。后来，她出任美国波士顿"活的食物计划"医学研究所所长，以其独树一帜的生食疗法,使数千名来自各国的心脏病、糖尿病和癌症病人获得康复。为此,她荣获诺贝尔奖金基金会的嘉奖。据报道,目前美国约有 10 万余名癌症病人采用生食疗法,许多人因此而赢得了生机。

小麦草汁治疗癌症,这也是一种生食疗法,是美国麻省理工学院雷久南化学博士研究发明的,认为饮用小麦草汁是治疗癌症最简便、最有效的方法。凡癌症患者若遵行生食和服用小麦草汁,就是最严重的癌症,一年之内也可能会好,初期患者,最短几个星期就会好。他在对小麦草的研究中,发现了能逆转肿瘤生长的癌 bscisic 酸,这是人们所能获取大量癌 bscisic 酸的唯一方法。

五行蔬菜汤治疗癌症,这也属生食疗法,是日本立石和博士经多年的研究探索发明的治疗癌症的方法,他认为癌症是可以战胜的,并通过大量癌症病人的临床实例,共同见证了五行蔬菜汤的神奇,使众多在死亡边缘的病人恢复了健康。

马铃薯生汁疗法:马铃薯在欧洲被称为大地的苹果,营养价值很高,尤其含有非常丰富的维生素 C 和钙。从美国农业部的资料得知马铃薯还是少有的高钾低钠食物,每 100 克含钾高达 1 000 毫克以上,含钠仅为 4 毫克。在德国自古有喝马铃薯生汁治疗多种疾病的方法,现代医学研究从马铃薯中提炼出变异原抑制物质,证明其具有抑制癌细胞的作用。大量病例证明,只要患者坚定地改变不正确的生活习惯,长期坚持饮用马铃薯生汁就会有抑制癌细胞的神奇效果。

近年来美国各地刮起一股"生食疗法"之风,许多州的医生都将"生食疗法"列入辅助医疗项目。

生食果蔬真的能抗癌? 生食疗法当真有这么神奇? 国外专家研究表明,许多蔬菜中都含有一种干扰素诱发剂,它可刺激人体正常细胞产生干扰素,进而产生一种抗病毒蛋白,而这种功能只有在生食的前提下才能实现。抗病毒蛋白能抑制癌细胞的生长,又能有效调节机体免疫,激活巨噬细胞,从而起到防癌、抗癌的作用,起到意想不到的疗效。另外,各种食物的营养成分,都是指未经加工的生食状态,采用不同的烹饪加工方法,食物的营养成分都会不同程度的丢失,这也是提倡生食的一个基本理论。关于我们对生食疗法的初步尝试在本章第五节中与朋友们交流。

3. 元素疗法

元素平衡疗法是通过补充人体内的各种微量元素,如矿物元素(铜、铁、锌、锰、碘、硅、钙、镁、磷、钾、钠、硒等),以及各种维生素,人体必需的氨基酸等,促进体内生理平衡,改善人体内微循环,强化代谢,从而实现疾病自愈。某些元素过量或不足时均会造成体内生理失衡,引患疾病,恰当采用元素平衡疗法可以有效地防病治病,促进身体康复。关于我们对元素疗法的认识和尝试也在本章第五节中与朋友们交流。

4. 植物药疗法

植物药疗法是应用植物作为药物防病治病,中华传统医学包含了这一部分,国外也有称为草药疗法,日益受到各国的重视。不过国外的植物药疗法,一般是单味用药,体现了单一草药的药效,有些价格十分昂贵的单味药材,确实在某些方面对身体有很好的调养作用,但并不是适用于所有人群,更不是能包治百病,这也是国内不少追求养生人士的误区。中国老祖宗在两千年前根据人体的阴阳五行平衡学说,总结出组方用药的配伍原理,这是我国中医学的一大成就,是中医用药的灵魂。通过植物药途径调整生理平衡、治愈疾病是一个十分复杂的生理病理过程,必须要遵循中医理论来系统调整,若组方得当,即使价格低廉的草药也能十分显效。现代自然疗法医师在使用植物药治病时,不仅依据该植物在传统医学中的传统药性,而且还要掌握它的现代药理学作用及其作用机理,这样使得该疗法更加科学化、现代化。北京肿瘤疾病研究中心中医专家王振国教授发明的冲击疗法,是运用现代医学模式,整体综合治疗观念,以采用自行研制的系列植物药制成品为主,以口服、肤注、外贴等多种途径,大剂量冲击用药,充分发挥综合植物药材的药效,迅速抑制、杀灭癌细胞,且副作用很小,经 30 多年临床应用,已使众多中晚期肿瘤患者受益。第四章中的病例 3 一位 HER-2 阳性患者,在恰当接受了前期的规范治疗进入康复期后,连续三年接受了冲击疗法,起到了很好的康复效果,我们认识时这位患者已平安康复七年。现在国外有的自然疗法医师所使用的已不是未加工的植物原生药材,而是使用从植物中提取出来的有效成分,这种提取如果是从浓缩的药液中提取的,也就像我国中药中的中成药,这样还能保留药材的四气五味及归经功能,体现植物药材的药效;而如果仅是从天然药材中以提纯的方法提取出来的活性成分、单体化合物,那就成了西药了。关于我们对中国传统中医植物药疗法的应用,已在本书第七章节中与朋友们作过交流。

5. 音乐疗法

音乐疗法历史悠久,早在文艺复兴时期古埃及就有了音乐疗法的记录,我国的《黄帝内经》中也有"五音疗疾"的记载。现代医学也已重视利用音乐调节人的精神情绪,音乐是生活的"调味剂",节奏鲜明的乐曲,可以激发人的精神和体力;优美动听的乐曲,有助于使人趋于安定。在悠扬的抒情曲中休息,不仅使人感到轻松愉快,而且能较好地恢复精力。实践证明,音乐能使人的大脑得到良好的刺激,从而使整个神经系统以及内分泌、心血管、消化道等器官的功能得到改善,增强免疫系统的功能。关于我们对音乐疗法的初步尝试也在本章第五节中与朋友们交流。

6. 心理疗法

心理疗法是专业心理师针对患者的心理因素和精神压力,有的放矢地进行治疗的一种疗法。心理疗法的指导医师必须具有专业的心理学知识,在问诊中了解患者的心理状态和其他方面的异常问题,然后采取诸如催眠、心理暗示、咨询指导等进行治疗。关于我们对心理疗法的初步尝试也在本章第五节中与朋友们交流。

7. 心灵疗法

心灵疗法是根据佛学理论,发挥人的最高能量,达到开发智慧气质躯体功能,高层次身心锻炼的自然修炼方法。佛学讲究"恬淡虚无、真气从之,精神内守、病安从来""久服天真之气必通神明""以精神传精神,心领神会",是至高无上的养神之法。关于我们对心灵疗法的初步尝试在本书第九章节中与朋友们交流。

8. 象数疗法

象数疗法又称八卦象数疗法,是通过默念一组数字而达到治病健身的疗法。它是以人体健康为核心的一种新的无药疗法。属于自然疗法的范畴。该疗法源于易经,基于中医,效于气场,它既简易又深奥。八卦象数疗法是取之不尽、用之不竭的"药库",是随时相伴的"医生"。关于我们对象数疗法的初步尝试也在本章第五节中与朋友们交流。

9. 三合一自然疗法

我国沈阳有一个抗癌研究所,创办人吴琪提出三合一自然疗法。他的治疗理念是:① 以绿色抗癌食品和走进大自然的体育运动为代表的科学生活方式;② 以乐观积极的心态为主要目标的心理调整;③ 以自然中草药为主要内容的药物治疗。三合一自然疗法可以提高人体免疫力,清除体内毒素,控制肿瘤的复发和转移。实例4中老科技工作者陈恩华的成功实例,应是类似于这种自然疗法理念。该研究所的医疗专家们结合临床实践,根据世界卫生组织及欧美、日本的肿瘤专家观点还总结出了"治癌成功引导图"。

四、理性面对自然疗法

大自然是取之不尽、用之不竭的巨大宝库，专家们由此而摸索出的众多自然疗法虽然令人有点目不暇接，但每种另类的自然疗法都有其成功实例，可谓见仁见智，这是当今信息社会带给我们的福音。然而通过大量资料信息的阅览分析整理，发现不少卫生健康讲座中部分专家所持的观点似乎各有偏执，褒贬不一，有的迥然不同，有的相互批评，有的甚至否定，令人无所适从。分析其中的原因，有的是因为学术上的偏见，有的带有官方导向，有的存在商业利益的驱使，有的夸大其词甚至以假乱真，有的存在一定的片面性，不能适用于所有人群。对这些来自各方的大量信息，我们不必过多评论，也不要轻易否定，要以客观的理智的态度尊重，再偏执的观点、过激的表述还是有它正确的部分、有益的含量，我们要做的是首先汇集出它们的共同点，再通过自己的头脑冷静思考分辨，去其糟粕，取其精华，即使理论上可行的方法、成功的案例，也要结合患者的症状、体质状态来摸索试行，在摸索中总结调整、为我所用、持之以恒，切不可生搬硬套、盲目效仿、朝三暮四。某一种疗法正确采用的效力也许能使病情得到抑制，也许仅占患者整体康复的十分之一、百分之一，可即使只能产生百分之一的康复效果，这对一个危难中的患者来说也是十分宝贵的，我们不可轻言放弃，但又不可盲目膜拜，不能以为接受了某一种另类疗法就可以保平安保康复了，这还是远远不够的。正确的态度应该是：及时把控患者的身体状态，根据病情、体质状态恰当地及时采用包括西医、中医、自然疗法在内的综合治疗，全方位的提供保证。

五、探索自然康复法

每一个肿瘤患者，针对自己的症状、体质，选择恰当的另类自然疗法，作为康复期的辅助治疗，总体讲是会起到很好的积极作用，但绝不是仅依赖某一种另类疗法就能完全显效，恰当地应用某一种另类疗法也许能扭转病情，也许仅是在某一方面显现效果，而身体的康复是一个整体的系统工程，需要包括医学治疗在内的多方面的协同配合、长期坚持。

我们的体验和认识

关于我们对以上多种另类自然疗法的初步尝试在这里与朋友们作一点交流：

1. 对生食疗法的体验和认识

关于生食疗法，我们有过多次的尝试，这里谈一点我们的体会。部分食物生食，从营养学角度是完全正确的，能最大限度地保留食物中的自然营养素和有效的抗肿瘤物质，且有利于营养物质的消化吸收，这对每一个肿瘤患者都是非常有益的。我夫人 2007 年进入康复期，正好见到当时在社会上较有影响力的营养学家林××提倡的生食排毒法，开始尝试生饮果蔬汁，每天早餐前半小时，中晚餐前约一小时的两餐之间饮用，持续近两年时间，对病体康复是有积极作用的，我认为这种方法对健康人也有益，因此何乐而不为，也一直陪着夫人同时饮用，感觉不错。其中以苹果为主，苹果素有平安之果之称，温寒适中，口感适宜，可常年食用，根据不同季节和适口性，适当搭配如西红柿、黄瓜、西芹、猕猴桃、香蕉、橙子、西瓜、哈密瓜等果蔬，也可单独采用胡萝卜（滴几滴橄榄油有利吸收）、红薯（很好的抗肿瘤食物）等打汁生饮。试用中不断摸索调整，后因我夫人一次突发胃部剧痛而暂停并作了较大调整。当时经 C 医生把脉望诊后发现胃寒得很，分析可能是因为生饮果蔬汁温度过低、速度过快、属性搭配不当等造成。C 医生知道我们生饮果蔬汁后，建议应根据体质和实物的温寒属性适度把握，以后我们调整频度，注意属性搭配、温热相宜，根据胃的感觉，在 3 ～ 10 分钟内慢慢细饮，让胃肠适应。采用生饮果蔬汁，还要配备一台玻璃杯体的进口打汁机，约 500 元，国产 200 元左右的塑料杯体的打汁机性能欠佳，特别是打胡萝卜、红薯、马铃薯等硬质食物和纤维很粗的小麦苗是无法适应的。现市场上新出现数千元一台的营养调理机（萃取机），也许性能更好一点，有条件的也可考虑。我们选用的是进口打汁机，最大优点是采用锯口多刃面刀片，切碎效果非常好。早在几十年前中国就发明了多刃口切削倪志福钻头技术，可惜国内企业未能灵活引用到打汁机上，而被国外企业抢先申请专利垄断了。另最好选配一台臭氧负离子果蔬清洗机，因现在的水果蔬菜上的化肥、农药残留太令人担心了，尚没有十分有效的去除方法。我们选用了一台具浸泡清洗一体的负离子果蔬清洗机，相信有一定效果。也有人用自制的酵素汁浸泡果蔬，有很好的去除农药残留的效果，简便易行。另外有专家从营养角度提倡水果连皮食用，但面对现实，我觉得还是去皮为好，特别是有些水果如香蕉、西红柿等大都是用化学方法（甚至激素）催熟的，香蕉皮的含钾量虽然很高，但也仅与马铃薯相当，是大枣的一半。因此，对任何信息、专家的理论既要尊重但也不要迷信，更不要生搬硬套，要把书本理论结合社会实践。如今超市里琳琅满目的水果蔬菜已绝非三十年以前的自然品象，选配不当会适得其反、得不偿失，这是生食疗法的一大忧虑。其实在生活中，大多数水果都是生食的，建议口感好的红薯不妨也可作为果盘中的新成员。生食疗法一是扩大了包括多种可生食的蔬菜类（可从《本草纲目》等有关饮食宜忌的书籍中查找医学依据）食物源；二是采用搭配组合打汁生饮（温热）的食用方法，这对胃消化功能不好的患者特别有益，能减轻胃的负担，食物很快进入小肠被吸收，转化成身体所需要的能量。不过要因人而异、属性得当、适温慢饮，让胃肠有个适应过程，在摸索中缓行。最近我还尝试了生饮马铃薯汁、小麦草汁、绿豆芽汁等，口感尚能接受，但身上出现了多处红疹，且带有水泡，因一时原因未弄清楚而暂停。我夫人目前选用的纯自然生态的有机麦绿素浓缩片剂，是目前少有经国际认证，含有较丰富全系列维生素及高钙含量的元素补充剂，具有与小麦草汁同等的调理功效，已试用半年，腰腿酸痛的感觉明显改善，可能与高钙含量有关，计划在第二个五年中坚持服用，争取能替代部分药物及化学合成维生素。麦绿素浓缩片剂价格较高，现有一种未制成片剂的小麦苗汁粉，央视有过报道，营养价值与片剂相当，价格仅是片剂的十分之一，可直接温水冲饮，效果很好，万倍显微镜下观察，片剂粉剂还发现有不少活体益生菌，饮用时要温度适宜。另外，从国外一份健康刊物中查到用马铃薯、苹果、胡萝卜搭配打汁生饮的理论依据，对治疗多种疾病，特别是消化系统疾病及抑制癌细胞生长十分有效，我经一段时间尝试感觉很好。

2. 对元素疗法的认识和体会

病例 9，这是一例通过服用大剂量维生素使肿瘤疾病逆转的真实病例。这是一位 40 多岁的女大学老师，我们认识时已平安康复七年，一直坚持服用了 C 医生的中药汤剂。七年后因为全力关注儿子高考，个人调养治疗的规律被打乱，中药也停下了，两年的辛劳后，儿子终于如愿考上了名牌大学，但这时她的身体经医学检查发现在肝部出现转移灶，医生认为不易手术，建议她使用化学治疗。这位朋友的父亲是一位老医务工作者，勤于健康养生方面的探索，并对英国著名健康专家帕特里克·霍尔福德编著的《营养圣经》一书有较深入的研究。这是一本专门研究营养结构和维生素对人体及疾病康复作用的专著，她父亲多年前也身患癌症，经西医的前期治疗后，决定尝试采用维生素治疗，以维生素 C 为主，在日服最大允许剂量范围内坚持服用了三年，身体出现了奇迹般的好转，由此更加坚定维生素调养身体的信心，调整剂量,继续坚持,现已成功康复八年。这位朋友吸取她父亲成功的经验,未接受医生建议的化学治疗,也采用以大剂量维生素 C 为主的系列维生素、微量元素作补充疗法,两年多来转移灶已逐渐消失。我们了解到这位患者的成功经历后,除对生活饮食进行全面调整外,也结合身体状况适度接受了系列维生素及部分微量元素的补充,以天然维生素为主,未见不适感觉,这也可算是我夫人顺利康复的诸多因素之一。

3. 对音乐疗法的体验和认识

音乐疗法是调节患者精神情绪,减低精神压力和焦虑心理的一种简便易行、十分有效的方法。我夫人是一个音乐爱好者,自幼就以她姐姐为偶像,在她接受治疗最艰难痛苦的日子里,她姐姐特意从广州精选了一套在国外非常流行的调养身心系列的音乐 CD 盘,在家中作为一种背景音乐,有针对性地选择播放,对化疗期间调节心情、减轻病痛起到了很好的缓解作用。在几年康复期中,我夫人在体况可能的情况下,除以电子琴作伴外,还十分喜欢习唱如"红歌飘过 60 年"等系列民歌、流行老歌,与朋友们一道习练舞蹈、学走猫步……这些都应属于音乐疗法的范畴,都有非常好的净化心境、陶冶情操、愉悦心情的积极作用。除这些积极作用外,我认为弹琴还能锻炼大脑的反应、增加上肢的运动、锻炼手指的灵活度,起到按摩指端促进微循环的作用;唱歌还是一种很好的加速吐故纳新、扩大肺合量的深呼吸方式,能促进体内血氧的增加;舞蹈、走猫步更是一种伴有音乐氛围有节奏的有氧运动。当我听到她的琴声歌声,看到她的舞姿猫步,我就知道她的心情必然处于一种十分愉悦的状态,这种状态对疾病康复一定十分有益。C 医生讲过,心情好对身体的修复作用超过一切外来药物。不过 C 医生也建议我们,要根据体况,量力而行,不要感到劳累,像京剧、美声等高昂的歌曲则不宜,太过耗气,不利养息。

4. 心理疗法的巨大作用

患者在疾病治疗康复过程中的心理状态十分重要。A 医生的"331 康复指南"让我认识到把控好患者的精神情绪竟如此重要,C 医生告诉我们心情愉悦将超过一切外来药物,可见心理因素的巨大作用。我想如从心灵深处引导人的潜意识,将更能产生不可估量的效果,这些在第九章中再与大家交流。肿瘤患者一经确诊,无异于是一次对命运的宣判,首先遭受的是心理打击,有的患者最后的不幸不是出自疾病本身,而是由于精神崩溃,没有经历的人是无法体验的,这些在第五章中已有过介绍。我们遭遇不幸,因我夫人是懂医的,这个问题就更显突出。为稳定她的情绪，防止精神上彻底崩溃，当时我对病理报告和关键指标都严格把控着，还有个别亲戚不解，有些不得不向夫人公开的病情，也都先请人作了技术处理后才告知她，时至今日有些仍在我一人心中。几年来，不少熟悉的病友复发转移，她还都能自信地认为自己和她们不一样。有一次听说又一位病友复发的消息后，她十分紧张，在看诊时忍不住告诉 C 医生，C 医生很认真地讲："这个你不要紧张，各人命不一样。"一句很朴实的安慰，对患者来讲是一剂多么珍贵的心理良方啊！记得当初在省院治疗期间，我夫人十分悲恐地问 A 医生，A 医生略带轻松地对我夫人讲："怎么也得让你过到 80 岁。"专家的这一句安慰，多少年来一直被我夫人珍藏在心里，是她顽强抗御疾病的信心和力量。作为患者并不愿意接受正规的心理治疗，而这些贯穿在治疗、康复、生活中的点点滴滴正是最好的心理治疗。它所起的作用确实不可估量，完全验证了 A 医生当初送给我的"331 康复指南"。

5. 象数疗法的初步尝试

象数疗法是一种新的无药疗法，是青岛山玉自然疗法研究所所长李山玉医师发明的，应用时间还不长。我们是从南京新闻台健康栏目，一位具国家医药资质的主持人那里有所认识的，继后看了不少有关象数疗法的书籍，有一定的医学道理。我夫人的初次尝试是一次在老家因过敏突发面部浮肿，当时无法接受 C 医生的看诊，又不敢轻易使用外用药和口服药，因一年前也曾突发过一次类似的症状，未征得 C 医生认可，直接使用了皮肤科医生开的外用药和口服药，用药后症状是渐渐好转，但体内平衡被破坏了，所以这次出现症状后，无奈之下，决定自己尝试象数疗法，凭她自己掌握的象数知识，配成了一组象数，经电话请教主持人认可后，自己在家里静心默念。三天时间日见好转，一周时间症状基本消失了，我夫人十分惊喜，这是我们的一次成功尝试。此后还介绍过几位朋友尝试，都有较好的效果。其中有位朋友因心情烦躁多日失眠，十分烦恼，我夫人帮她组配了一组象数，默念后第二天十分感激地打来电话，说很长时间了昨天才睡了一个好觉。这些都是我亲身所知的几个实例。

自然康复法，这是我下一个五年中要深入探索的课题。当今社会，信息条件、物质条件、可利用的自然资源十分丰富，这要我们去认识、去探索。有些方法打算先在我身上摸索，验证后再让我夫人尝试，希望能逐步替代药物的作用。愿景是美好的，肿瘤患者的康复是可能的，关键是我们要认识自我、转变观念、改变生活，奇迹总是人创造的。

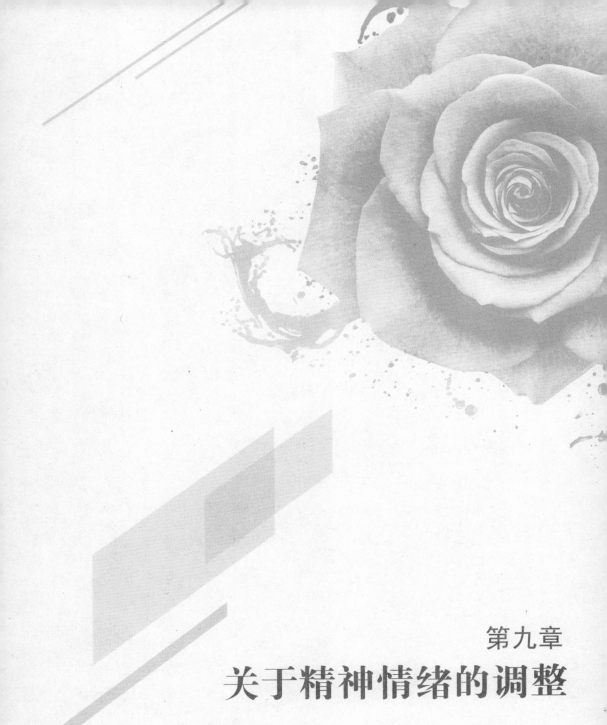

第九章

关于精神情绪的调整

第九章　关于精神情绪的调整

　　本章主要是与朋友们一道探讨,如何挖掘"331康复工程"中第一大支柱——精神层面更深层次的潜在功能,从生理的角度来调整心理、从心灵的深处来净化心境,这是康复期最重要的方面,要发挥精神因素对疾病康复的巨大作用,有效防止疾病萌发。

　　以上章节中已分别对如何重视精神情绪的调整进行过一些交流:第五章中介绍了治疗期应如何稳定患者的精神情绪,配合治疗;第六章中介绍了康复期在日常生活中应如何调整患者的精神情绪,树立信心;第八章中介绍了作用于精神层面的多种自然疗法,运用得当会起到意想不到的康复效果;本章从自然生理的角度与朋友们探讨,如何让患者步入更高层面的精神境界,由心灵的宁静求得心理的平静,由心理的平静转变人生的观念,由观念的转变指导行为的改变,由行为的改变最终达到生活的改变。一切顺应自然、尊重生理,真正从内心营造一种心境坦然、心情愉悦的有利于身体康复的环境。

一、顺应自然、尊重生理

　　从宇宙人生观的哲学角度来探讨,自然生万物,万物必然也必须顺应自然。人类是万物生灵的一类,是经亿万年生物进化演变而成,这个漫长的进化过程,也是人类在一定的生存环境中顺应自然、适应自然,不断修正人类基因,由原始人逐步进化为现代人的过程。这种变化是以百年、千年,甚至万年为单位,人类在短短几十年的生命旅程中往往不宜觉察。近数十年来,因为科学技术的高速发展,从宏观到微观、从外环境到体内环境,人类基因的自然态遭到严重挑战,多种不良人为因素的干扰,迫使体内生理失去平衡,出现异常:正常细胞发生变异,正常生理组织内变异出增生、结节,长出囊肿、肿瘤等非自然生理组织,最终导致种种生理异象,女孩成熟年龄普遍提前,男性精子量普遍减少,女性不孕不育的现象越来越多,成年女性妇科疾病、乳腺疾病大幅剧增且越来越年轻化……这些非常可怕的社会现象,都是人体内生理基因失去平衡、发生变异的种种表现。这些现象十分严峻地警示人类,必须要顺应自然、尊重生理。

1. 上天的恩赐

上帝(自然)创造了人类,创造了男人和女人,使人类得以繁衍,因此人类繁衍就是一种自然现象、一种顺应自然的规律。男人和女人如何遵循这种自然规律,决定于男人和女人的生理基因,决定于男人和女人生理、体态、体能、心理、行为上的区别。当男人和女人进入青春发育期后,男女的生理特征逐步成熟并体现出来,一方面体现在体内的生理器官不同,一方面体现出体态体能特征,形成自然态的男人和女人。古代先圣根据自然赋予男人和女人的体态体能,归纳出男人和女人各自的人生使命和行为规范。自古有男大当婚、女大当嫁,就是先祖根据这种自然规律,为维持人类繁衍为子孙后代立下的规则,男耕女织则是古代社会组成家庭单元后各自行为的具体分工,男人的一切行为都是为履行自然赋予的使命而创造条件;女人则是为履行这一使命行使家庭、生活、繁衍、养育的责任。古代字圣许慎规范的很多文字中就智慧地体现出这种规则:"男"字是"田+力",意为负担家庭生计;"夫"字是"二+人",意为丈夫应扶持家庭;"好"字是"女+子",意为女人生儿育女是己责;"娘"字是"女+良",意为做娘首先要做好女人;"妇"字是"女+帚",意为女人应持理家务;"安"字是"家+女",意为家有女人方为安。圣人的思想、充满智慧的文字,构成以孔孟儒家学说为代表的中华传统文化,为人类立下规则,使中华民族能历经数千年沧桑而长盛不衰保持人口繁密,世界四大文明古国唯有中国能传承至今。

2. 时代的误导

进入近代,因为科学技术的迅猛发展,西方文明不受控制地涌入,随之而来的高度文明、物质利益、各种欲念的诱惑,使国人在尽情享受这些现代"文明"的同时,其意识形态、价值观也发生了变化。传统文化被疏远、遗忘,甚至被抛弃。在长期的社会变革、激烈竞争的社会大环境下,人们不知道该如何遵循自然规律,不知道该如何规范自己、约束自己,特别是女性也忘我地参与到社会竞争中去,体现自己的价值,因此各行各业都出现很多女能人、女标兵、女成功人士。女性在实现自己理想、奉献社会的过程中,往往比男人要承担着更多生理、心理上的压力,有的能够适应,有的则不能适应。在追求理想的过程中,不少女性往往会违背生理规律,超出女性体能所能承受的常态,精神上更承受着巨大的压力:该婚的不婚、该孕的不孕、该哺乳的不哺乳。这些违背生理、违反自然的行为,反映了现代女性价值观的迷茫,不知道女性肩负着繁衍后代振兴家族民族的人生使命,没有女性,任何家族民族都将消亡。心理的异常指导了行为的异常,行为的异常导致生理的异常,生理的异常导致体内正常细胞发生变异,正常器官组织内出现增生、囊肿、肿瘤……这是导致现代女性妇科疾病多发的主要因素。

3. 先祖的教诲

我们的老祖宗早告诉人们:《易经》揭示了大自然的阴阳关系,乱了就会灾难频发,人类遭殃;《黄帝内经》归纳了人体内部的阴阳关系,乱了就会失去平衡,罹患疾病;古圣先贤教诲家庭夫妻之间应遵循阴阳关系,乱了就会家庭不和,失去安定。只要我们好好遵循中华传统文化中永恒的规律,重新审视修正我们的观念、规范我们的行为,顺应自然、尊重生理,扭曲的心境恢复正常,体内气血就会通畅,免疫功能就会修复,体内的变异就会被抑制,异常细胞或异常组织就会重新恢复常态,疾病就能逆转,身体就能康复。

4. 希望的曙光

近年来,中华优秀传统文化正在逐步恢复,纷纷兴起学习中华传统文化的热潮。中央电视台特级记者,"东方之子"栏目资深主持人陈大惠,在国内各省区举办了近百场大型传统文化讲坛,向社会大众传播丢失了近百年的中华传统文化,使在迷茫中的几代人破迷开悟,从中华传统文化、古圣先贤那里,找到了家庭不和、子女不孝、社会不安等种种社会异象的根源,以及解决的办法和挽救人生、改变命运的钥匙。作为一名现代女性,应尊重生理、顺应体能,在社会上找准自己的位置,体现女性的价值,在家庭中如何弘扬女性的传统美德、维系一个家庭的和睦安定;家庭中的丈夫应有恩义、有情义、有道义、能担当,做一个好丈夫,让妻儿的生活安定,做一个好父亲,教育培养好下一代,担当家庭、社会的责任。男人和女人、丈夫和妻子的位置找准了,家庭中的阴阳关系理顺了,责任明确了,彼此就建立起了正常的、健康的、符合生理的心理环境,家庭就会和睦,子女就会孝顺,就有了一个祥和愉悦的家庭氛围,疾病的康复就多了一份保障。

顺应自然、尊重生理,是为人的最基本法则,只有顺应自然、尊重生理,才可算是一个正常的人、自然态的人。违背自然,自然就会惩罚人类,出现社会乱象、生态危机;违背生理,生理就会惩罚人类,罹患疾病、失去健康。健康女性应懂得顺应自然、尊重生理、规范行为,防范疾病的萌生;已患疾病的女性朋友在康复期更要顺应自然来改变自己的生活,尊重生理来指导自己的行为,同时在精神上追求更高层面来自心灵深处的宁静。

二、圣贤智慧、净化心灵

我们的体验和大量信息反映,众多调整精神情绪的方法运用得当,对患者调整心情、增强信心、改善生活质量和疾病康复,都能产生不同程度的积极效果,但这些方法往往只能在精神的浅表层面(身、心)产生一时一事的效应,不能从心灵深处持久地作用于疾病的康复。卫生部健康教育专家洪昭光在《健康养生精华集》一书中讲:"健康的最高境界是心灵健康。"C 医生指导我们:"一个人心境平静时,其自身的免疫力最强胜,其效力超过一切外来药物,乳腺癌病人保持一个'心静如水'的心理状态,尤为重要。"这告诉人们,乳腺癌(肿瘤)患者恰当地通过学习中华传统文化,从心灵层面保持心境宁静,会更有效发挥 331 康复工程中第一大支柱对疾病康复的巨大作用,从根本上防止疾病复发。

1. 享受圣贤智慧

我夫人是一位酷爱文学的女性,几十年来不论工作如何繁忙、家务如何沉重,以书作伴是她的享受,一本《读者》自创刊起就一直伴随着她,这是一本汇集中外文学经典、提升文学修养、品味人生的不可多得的文学读物,是讲述人生哲理、培养道德情操的教科书。每刊到手都求知若渴,必先一饱眼福。接受圣贤智慧,是她患病后逐步认识进入的一个领域,有她虔诚的追求,也有很多意外的奇缘。

第一阶段是为配合康复治疗,选学中华传统医学知识。几年来先后选读了北京中医药大学曲黎敏教授编著的《黄帝内经养生智慧》、北京中医药大学张其成教授编著的《黄帝内经养生大道》、中国中医科学院杨力教授编著的《阴阳平衡健康一生》、台湾师范大学曾仕强教授编著的《易经的奥秘》、浩之编著的《图解周易大全》等一系列中医学理论、解析宇宙人生的书籍,对指导疾病康复起到了十分有益的作用。刘少奇主席夫人王光美在面对疾病康复时深有体会地说:"病须书卷作良医。"这说明在疾病康复过程中,以书作伴是一种十分有益身心的生活内容。

第二阶段是重温中华传统儒学文化。自从北京大学于丹教授所著的《论语心得》在社会上产生轰动效应,有关弘扬中华传统文化的新书不断面世,被近代人渐渐遗忘的传统文化终于再现光芒,蕴藏的人生哲理让我夫人产生了浓厚的兴趣,特别是由清代大学士李毓秀编撰、贾存仁改编的《弟子规》,是集《三字经》《百家姓》《千字文》,素有"三百千"之称的儒学精髓于一体的蒙学读本,近年来已被各级政府列为党员干部的补修课。由于它合辙押韵、朗朗上口、老少皆宜,数百年来一直视为启悟人生、教化民众、开蒙养正的蒙学读物,这些理论成为我们重新审视社会万象、应对周边不良影响、规划自然人生的行为准则和精神寄托。

第三阶段是认识中华传统佛学文化。这既蕴藏已久,又是一次奇缘。2011年下半年我夫人康复将近五年,她四姐为庆贺她成功闯关而特意从广州赶回,带回一套"和谐拯救危机"DVD视频光盘,这是由央视资深主持、特级记者陈大惠,三次专程采访当今世界佛学界一级大师净空老法师的纪实。老法师曾五次应邀参加联合国和平会议,受到美国总统布什等多国元首的拜会,是享有三个博士学位的当代高僧,数十年弘扬佛学文化,同修遍于海内。采访中老法师就很多世界性难题、危机,破迷开悟,从科学、哲学的角度深入浅出进行了非常精辟的论述,天文地理、宇宙人生无不囊括,是一套极为珍贵的视频资料,同时还是启蒙幼童、教化民众、开悟人生、疗疾养生的教科书,全套数十个小时。我夫人如获至宝,反复观看,对佛学有了更进一步的认识。革命先驱孙中山说:"佛学乃哲学之母,可弥补科学之偏。"台湾著名哲学家方东美博士认为:"真正的佛学是一门十分精深的哲学。"大科学家爱因斯坦说:"如果有一个能够应付现代科学要求,又能与科学相依共存的宗教,那必定是佛教。"老法师告诉人们:"佛教是幸福美满的教育,学佛是人生最高的享受。"

老法师引导大众,学习佛学可以不拘场地、不拘形式,只要心到神到、潜心静学,就能从中得到无限的智慧,享受到无穷的乐趣。他认为民众初学佛学可以六祖惠能的《坛经》为开世之篇;继而《地藏经》是佛学的基础,归纳起来是两个字"孝敬",是为人的根本;《无量寿经》犹如十五的月亮,是圆满的终结。通过学习佛学能使人进入"清净、看破、放下"的人生最高境界。有了明确的指引,我夫人一步步进入智慧的殿堂,已在学习过程中感受到真正的乐趣,找到了精神依托。每次诵念完毕均自感耳聪目明、神清气爽,非常舒胜。夫人对中华传统文化的崇敬,对佛学的入境,使得她的身心及对生活的观念发生了很大改变,夫人已从中颇有受益。

2. 正确认识佛学

佛学是中华传统文化的一部分,患者接受佛学,首先要消除对佛学的模糊认识和错误观念。历史上,唐朝高僧玄奘西行取经回国,吸纳中国儒家、道家的思想因素,构成具中国特色的佛教宗派——佛学。此后历朝历代帝王都十分敬重佛学,视佛学经典为治国安邦的宝典,视各地的寺院是研究佛学经典、讲习圣贤智慧的学堂,是表法的道场。自清朝末年慈禧太后为政后自封为"老佛爷",大行个人崇拜,佛学受到一定约束和误导。进入近代,因为战乱和社会动荡,佛学进一步遭到百般摧残,人们已不知道佛学就是教育,佛学逐步失去了它的社会地位和影响力。进入现代,因为大力发展旅游业,各地的寺院竟成了游人观光的景点而被商品化,寺院渐渐失去了它圣洁之地的神圣,大部分是为民众求神拜佛、祈求神灵保佑提供有偿服务,改变了佛教应是通过寺院的表法方式指导民众,学习佛学知识、开悟人生、提升精神境界的目的。电影演员陈晓旭是一位乳腺癌患者,她接受佛学,则是一个未得要领的不幸者。一是她没有以科学的态度面对疾病,不知道疾病的凶险,不愿接受医学治疗,错过了必须的医学治疗机会;二是她信仰佛学,但没有真正弄懂佛学,没有真正领悟佛学,只认为破财就能消灾,每天求神拜佛,企求神仙菩萨保佑她疾病康复,最后导致了人生悲剧。肿瘤患者学习佛学首先要知道,天底下没有神、没有救世主,目的是潜心从先贤圣人的经典那里学到智慧,找出罹患疾病的原因、治愈疾病的方法,靠自己来改变观念、改变生活、改变命运。

佛学经书浩瀚无边,都是繁体文言文,有人也许会遇到一些障碍,老法师指导大众可以先选择某一部经,或者重复默念或诵念四字洪名(佛号)"阿弥陀佛",同样可以起到非常好的效果。"阿弥陀佛"是印度语,中文翻译:"阿"是"无","弥"是"量","陀佛"是"觉悟、智慧",全意为"无量智慧、无量觉"。这里的"觉"即指"佛",佛在心中,重复默念或诵念,就能使人增强应对一切事物的信心和力量,同样可以起到非常好的效果。马修·曼宁在《康复是一次旅行》一书中告诉人们:"祈祷是树立信心的极好方法,它会影响你的主观意识,你可以选择一句最简短的语句,朗朗上口,养成习惯,每天花一段时间来冥想、默念或诵念,重复、重复、再重复,话语就会向你的心灵暗示,积极的思想就会取代消极的思想,支持任何你追寻的目标。"这告诉人们,诵念经文、学习佛学是引导人进入心灵纯净、心境宁静境界的有效途径。

三、对精神情绪调整的思考

精神,这个人体最强大的功能,是"331康复工程"的第一大支柱,要发挥好这一大支柱的作用:

一是要顺应自然、尊重生理,按古圣先贤的教诲,规范自己的行为,在社会上、家庭中恰当定位。

二是要从中华传统文化中寻找智慧,用圣贤智慧来调整心境。

我夫人对中华传统文化的崇敬、对佛学的入境,已对她的身心、对生活的观念产生了奇妙的影响,我认为肿瘤患者恰当领悟佛学对净化心境、对疾病康复具有无可替代的作用。

(1)通过学习佛学经典,可以使人真正进入心境宁静、看破放下的人生最高境界,能有效发挥"331康复工程"中第一大支柱对疾病康复的积极作用。

(2)通过学习佛学经典,可以使人从中得到无限的智慧,享受到无穷的乐趣。

(3)通过学习佛学经典,尊师跪拜,能使人身心合一,是一种大体位且十分有利于康复的有氧运动方式。

(4)通过学习佛学经典,开悟人生,能让人懂得更多的人生道理,自觉转变对人生的态度,主动改变生活观念,正确对待社会万象,正确看待疾病。发现疾病时不要恐惧,这不是生病,这是去病,因为这个病是过去制造出来的,现在发现了、重视了、治疗了,是在去除身体内的病,所以现在不是生病,是"去病"。什么是生病? 现在有70%的人是貌似健康的亚健康人群,如仍沉迷于欲望而不惜健康,那是在造病(很多慢性病、肿瘤疾病需要数年、数十年时间才能制造出来),是在"生病"。因"迷"而患病,因"悟"而康复,淡定、从容,就能永远保持身心健康。

接受佛学不要过于注重形式,不能痴迷,要潜心领悟到经典的真正意义,要由"信"转为"学"、由"学"转为"懂"、由"懂"转为"悟",只有真正"开悟"了,并使以行动,生命才有希望。

第十章
关于生活饮食的调整

第十章　关于生活饮食的调整

　　本章主要是与朋友们一道探讨，如何从生活、饮食的角度来发挥"331康复工程"中第三大支柱对疾病康复的巨大作用。调整起居作息、日常生活、膳食结构，是改变生活的具体内容，处处皆学问，健康的生活需要知识、需要艺术、需要智慧，有的更需要理性思维。古圣先贤说："毋以善小而不为，毋以恶小而为之。"这句话可以作为我们重新审视生活、改变生活的格言，从生活中的小事做起，从吃饭、喝水、睡觉、呼吸这些看似微不足道的方面做起，这样来找回你的健康。健康的生活方式可以使体内生理环境恢复平衡、细胞环境恢复正常，这样入侵的致癌因素就没有滋生的土壤，体内癌细胞就没有生存的环境，癌基因就缺失异常表达的条件。下面从生活、饮食两个方面展开与朋友们进行交流。

　　国际医学界已经公认："癌症主要是由于生活方式不正确造成的，它的本质是身体的一种失调与失衡。"流行病学研究发现："癌症的发生大多与不良的饮食习惯、生活方式、环境污染程度密切相关。只有改变不健康的行为方式才能改变不健康的身心；只有改变原因，才能改变结果。"俄罗斯医学专家认为："一个人的健康15%取决于医学和医药，85%取决于人的生活方式。"由此可见，肿瘤患者改变生活的重要性。一旦确诊为癌症，第一步应该做的是赶紧踏刹车，将生活中相关的不良生活习惯立即纠正。这一点说起来简单，实际很艰难，首先需要建立新的生活理念，要掌握恰当的方法，还需要有毅力地坚持，要挡得住来自社会各方的诱惑，《黄帝内经》中讲"虚邪贼风，避之有时"，就是不好的地方不要去，不好的东西就不要沾。我国古代中医理论论述的"天人相应"观，阐述了人与自然界同为一个整体，人体的内环境时时处处受到外界自然环境变化的影响。因此,在安排自己一天的生活起居作息时,应顺应自然、顺从人体生物钟,符合身体的生理节律。英国著名营养学家说:"找到对你效果最好的生活方式,按此调整你的生活起居。"当然这种调整不是一时的,而是一个漫长的不断摸索的过程。肿瘤患者经历三至五年时间检验,确实没有复发转移的征象,才能认为你生活理念的转变是正确的,才能认为你选择的生活方式是有效的,才能认为你的生理平台得到了有效调整。

有健康专家指出,拥有健康需要具备两大条件:一是"正确的认知",二是"切实的行动"。认知与行动,你必须同时去进行,你"知道"了,你"做到"了,你就会"得到"。先建立正确的观念,然后照着去做,就对了。一旦观念正确,思想就会变化;思想改变了,看待疾病的态度就会改变;态度改变了,行为也会跟着改变;行为改变了,习惯也会随之改变。好的行为养成好的习惯;好的习惯造成好的个性;好的个性,就决定了你将有好的"命运"。有些健康知识,道理很简单,但要落实到每个人的行动中却是很艰难的。改变不健康的生活方式和行为,是一个非常艰难的过程,要从我们每天的生活作息和饮食结构上给予极大的关注。

一、有利康复的细胞环境

细胞环境,这是医学上的微观概念,非专业人员无法认识,然而细胞环境是否正常,直接决定着人的健康状况,细胞发生变异就是细胞赖以生存的环境异常所导致。而细胞环境是否正常,又决定于人体内复杂的生理环境、宏观的人居生存环境、社会环境、全球的生态环境。所有宏观外环境的致病因素作用于人体,首先是造成体内生理环境异常、失衡。中国体位医学中,整体观念和辩证论治理论认为:"人是一个完整的有机体,其各个组织器官之间在结构上是紧密联系的,在功能活动上是密切协调的,在病理变化上是相互影响的。"这一生理系统的自我调控、自我协调、自我修复功能,维持了人体的生理平衡。生理如出现失衡,那是因为人体内、外环境的不协调,外因影响内因,造成体内各种激素水平的紊乱、各脏器组织发生病变导致。因此,人体生理环境是否平衡,细胞环境能否正常,是患者实现康复的保证。人体内的生理环境,很重要的一点是要靠调整人们的生存环境、要靠尊重人体的生理特征、要靠顺应自然法则,只有营造一个健康的生理环境,才能拥有一个正常的细胞微环境。

1. 无奈的生态环境

社会的高速发展,科学的突飞猛进,改变了数千年以来传统的人居环境和社会面貌,使现代人跨越千年时空,一下进入了如此美好的现代社会,享受到现代文明给人们带来的诸多方面的极大便捷。但就在人们尽情享受现代文明的同时,科学家们却从不同方面感悟到人类已由此而面临着种种危机,最美好的时代又是最糟糕的时代,很多危机已不再是危言耸听,不是未来式,而已是现在进行式。2011年日本福岛核电站泄漏事件就是一个最鲜明的事例。移山填海、拦河筑坝,伟人的豪言壮语、雄伟的跨世纪工程,造成了自然环境的破坏、生态环境的失衡,带来的将是人类的悲剧;随着城市环境的改变、生活环境的恶化,人体内的生理环境出现了失调,最终导致体内细胞环境异常使细胞发生变异。当今社会,西方文化冲击着中华传统文化,现代文明改变着自然生态,出现了很多不受理智约束的社会乱象,加之经济型社会,竞争的环境,在工作压力、生活压力、精神压力三座大山的重负下,不少女性已远远超出了人体的生理极限,生理平台失去了平衡。据媒体报道,西方有的国家每5个人甚至每3个人中就有一人患有癌症。

政府倡导的科学发展观,人与自然和谐共存,是一项十分英明的举措,它为人类的生存、社会的发展指明了正确的方向,对于全球大环境内已形成的生态失衡、自然的破坏,要寄期望于政府能在科学发展观思想的指导下,逐步加以改变。然而面对我们社会的方方面面、生活的种种误区,就需要我们自己来转变观念,增强防范意识,正确地积极面对。

2. 令人担忧的人居环境

因为生态环境的严重破坏,导致了人居环境的日趋恶化,这主要包括空气污染、水源污染、噪音污染和辐射污染,还有来自生活方方面面不为人知的污染,在这里重点谈一点辐射污染和来自生活、饮食方面的污染。特别是辐射污染,是近数十年来猛然影响到人们生活的严重污染,对女性的危害更为严重,而且人们对其危害性普遍缺乏足够的认识。

1)谨防辐射污染

辐射污染,这是近年来逐步被人们认识的污染问题,是继空气、水、噪音之后的第四大污染源。目前国家还没有出台正式的防治法规。随着社会文明程度的提高,各种辐射污染源正在悄悄进入人们的生活,与人们的距离越来越近。目前较为人们认识的辐射污染主要来自核辐射、放射性辐射、电磁辐射等。

乳房是对辐射致癌效应较敏感的组织,特别是年轻女性在乳腺有丝分裂的活动阶段,对辐射致癌效应最敏感,而辐射的效应有累加性,多次小剂量暴露与一次大剂量暴露的危险程度相同,具有剂量效应关系,对女性的危害最为严重,而且是在不知不觉中形成积累,因此女性朋友应增强对辐射污染的认识和防范。

核辐射污染

这是最令人恐怖的辐射污染,因核物质能量十分巨大,因此,它在维护世界和平和促进经济发展方面都能发挥无可替代的积极作用,不论是军事应用还是和平应用,日本人都最先对它积累了认识,半个世纪前日本长崎、广岛的两颗原子弹,令世人震惊。除爆炸瞬间释放的巨大能量,造成大范围生物圈的消亡外,据日本1971年的统计,距广岛爆炸中心数公里外的死亡人群中有65%的人是因核辐射致癌最终死于癌症。2011年3月日本因地震引起福岛核电站核燃料的外泄事故,其放射性核污染物质使本土、邻国乃至全球生态大环境都不同程度地受到污染。根据官方报道认为泄漏是极微量的,但因是扩散在空气、土壤、海域的不同载体中,也许放射性物质要经过数年、数十年甚至更长的时间才会慢慢消失。时间积累的危害是不可小觑的,时隔仅5个月,2011年8月已报道有一名坚守在电站内的工作人员因白血病而失去生命。1986年苏联切尔诺贝利核电站事故,最终是采用1.8万吨的巨形钢帽将其永久性封闭。一连串核泄漏事故,使人们对核辐射污染有了直观的认识。本人在一次中国科技大的科技活动期间,有机会参观了中国科学院建立在合肥郊区的中国第一座研究性原子核反应堆现场。据当时专家介绍,为防止核辐射对研究人员的伤害,根据科学计算,工程中在反应堆周边现场浇铸了1米厚的防护铅墙。可见核物质辐射能量巨大。

放射性辐射污染

放射性物质已在很多领域得到有益的应用,特别是在医学领域的应用,已被人们所认识,它在给疾病的诊断、治疗带来福音的同时,也给人类带来了放射性污染的危害。首先是100多年前X线的发现,早期科学家因缺乏全面的认识,在研究、应用中没有采取防护措施,许多人都为此献出了生命;在早期医学应用方面,也有不少放射科医生因没有重视必要的防护,过多地接受了X线的辐射而引发多种癌症;而早期更多的患者因无节制地接受X线的检查、治疗,也付出了巨大的代价。

美国政府发现这一问题后,及时对辐射剂量作出了限制性规定:每个妇女一年内接受乳腺摄片的最大 X 线辐射剂量不得超过 1rab,相当于早期老式钼靶仪的一次辐射量。随着新型诊疗仪器的问世,在性能大幅提升的同时,辐射性危害也大幅下降,最新式钼靶仪的一次辐射量已降到 0.2rab。随着医学的发展,应用于诊断、治疗的放射性物质除 X 线外,还有 60 钴(60Co)、266 镭(266Ra)等,均有不同程度的致癌作用,对人体的伤害是十分严重的。放射性治疗除可能造成受辐射区浅表灼伤霉烂外,临床上也有数年后辐射区域内复发癌症的报道。正规放射治疗的医院会对辐射区域以外的组织器官严格地用 2 厘米以上厚度的模铸铅板进行隔离防护,可见放射治疗的辐射损伤是很大的,有关放射性治疗可能对人体造成的损伤在第五章第五节中已有介绍。另外如钟表行业,因钟表盘面使用的夜光材料也是一种放射性镭物质,曾有钟表行业女性高发乳腺癌的报道。

电磁辐射污染

这是近几十年随着科学发展、社会文明,大量电子电器产品进入家庭、走进生活而同时带来的人为污染。它虽然是极微量的,但与人们的生活息息相关,是每日每时的,因此在体内形成积累性危害也是不可小觑的。80 年代是家电开始进入家庭的年代,因我搞科研开发,对家电新产品无不崇赏,曾迷恋于电子墙、电子屋的幻想,在房间内放满了各种电子音像产品,厨房内最先用上了国产第一品牌靓华(后改为格兰仕)微波炉。现在看来,这样高密度的家电,存在着很大的电磁辐射危害,与我夫人的疾病不无关系。夫人患病后,知道电磁辐射对人体的危害,在南京治疗期间,为严格防范电磁辐射,制做了一台微型电磁辐射测试仪,对当时亲戚暂借的旧式居室进行了严格的测试。结果令我大吃一惊,各种家用电器都不同程度存在电磁辐射,用我制做的辐射测试仪检测:普通电视屏 50 厘米就可检测到辐射信号;节能灯、日光灯因是采用高频触发电路,70 厘米测到而白炽灯无任何信号反应;墙内布线,也像扫雷器一样能清晰测出线路走向;不同品牌的手机在接电发电状态 80 ~ 120 厘米可测到;最严重的是一台很老旧的微波炉,在 1.5 米处就能测到,空间不大的厨房,烹调时人全在辐射范围内,正好不久微波炉的微波管(微波发生器)损坏,换上新的微波管后,在 1 米处也可测到。这些测试虽然不是一个准确的定量,但说明电子电器产品确实存在严重的电磁辐射污染问题。结束治疗后,我对家中的电器做了很大的调整。首先将微波炉清出户外,卧室内除保留两盏白炽灯外,不留任何电子电器产品,家中照明全部改用白炽灯光源。在这里建议有条件的在家庭装修时,房间、客厅、餐厅等处的顶灯可改为白炽灯、节能灯双光源控制。另外在选择新居时,要远离发射塔、接收站、高架或地埋的高压线路。

科学已证明,各种辐射污染均可引起各种癌症,只要射线能进入人体(无有效防护隔离),而且达到一定剂量,所有器官组织都可能发生癌变。长期经受极微量辐射在体内形成的积累量与短时间大剂量(等量)辐射,对人体的危害是相同的,但这种危害也许要在长时间后(数年甚至更长)才会反映出来。科学研究表明,各种辐射污染可能会引发癌症的原因:一是辐射可使细胞中的 DNA 发生变化;二是辐射能使潜伏在细胞内的病毒基因释放,破坏细胞中 DNA 结构;三是辐射可使人体内分泌失调,生理失衡,诱发细胞发生变异。

2)谨防生活污染

现代人的生活因物质文明的大幅提升,加上商家的违规和误导,生活环境中已充满了各种化学性污染,每人每天都在接触着一些看似没有任何毒素,但实际都不同程度地含有毒素的食物和生活用品,这些单一食物和生活用品的毒素含量也许都在产品规定的安全范围以内,但问题是人们同时食用和接触着多种食物和生活用品的毒素总量,就远远超出安全范围了。有专家统计,现在与人类生活相关的化学物质有近千种,人们生活中每天接触到的毒素有近百种之多,它们在人体内长期积聚的总量和造成的危害是十分惊人的。肿瘤疾病及多种慢性疾病(除心脑血管疾病外,还有肝、肾两大排毒器官等功能衰竭疾病)急速猛增,就是这种危害的最终体现。专家指出:环境污染不限于工农业污染,还包括个人生活方式和饮食习惯,研究认为大约 40% ～ 60% 的肿瘤,归因于不良的生活方式和饮食习惯。

家装污染

这是现代人改善生活质量,选择新居后都会面临的问题,然而各种装饰材料及用料中所含的有害化学物质十分复杂且十分严重,虽然商家为占有市场取得用户,都会冠以"绿色环保"等字样大力宣传,但实际里面的水深不可测,新闻媒体中时有报道,这里不予展开。在本书第六章第二节里"家装带来的隐患"中介绍了本人的一次亲身经历,朋友们不妨从中吸取一些教训,掌握一些要领,总体应以简装为宜。

电子污染

这是家庭中潜在的又一大污染源,主要也是辐射污染,有的还可能会产生臭氧,电视、电脑显示屏还可能会产生一种叫"溴化二苯并呋喃"的有毒气体,长期积累都可能致癌。最主要还是辐射污染,前文已作过较详细的介绍,在这里再补充一点。随着科技的发展,新的电子产品还在不断出现,潜在的危害也在继续增加,这是非常令人无奈的问题。现不少家庭采用路由器无线上网,路由器本身就是一个小型无线发射器,建议尽量将路由器远离卧房和电脑台;手机的无线上网功能越来越强大,实际对人的辐射危害也在增大,日本人因为尝到过辐射的苦果,因此国内使用的手机基本都是小灵通型,辐射量非常小;现在电信部门又在推广一种用于监测电视频道的电子装置,这又是一种小型发射器,提醒朋友们千万谨慎,拒绝为好。专家提醒应避免使用所有产生电磁辐射的电子电器产品,包括手机、电脑、电视、微波炉和油烟机等等。我们最先使用微波炉,也是最先将其清出户外;因为改变了烹饪方式,油烟机的使用频率也大大降低。

洗涤剂污染

家用洗涤用品现在也品种繁多,清洁剂、去渍剂、油污净、洗衣粉等,大部分都含有化学溶剂"苯",有的还含有"四氯化碳、全氯乙烯"等,都是致癌物质。曾有新闻报道过一家人同时出现同一种疾病症状,查无原因,最后分析是长期习惯用过量洗洁精洗餐具,而且漂洗不净所酿成。我家厨房一直装有小厨宝(上出水,24小时定时自控,即用即热)热水龙头,冲洗餐具基本不须用洗洁精,而且很好解决了冬季畏水的问题,十分方便。热水龙头不太被人重视,实际国外被列为是现代家庭的一项标志性配置,现在有家庭在装饰时将厨房水龙头与太阳能热水器或卫生间热水器连通,实际却不能解决厨房水龙头即开即热的使用要求。洗衣是涤剂污染的又一个重要方面,我们现在洗衣一直用安利"碟新浓缩洗洁精(洗餐具用)",洗衣效果很好。我认为,在无奈的情况下,部分生活用品降档使用,安全系数会提高一点,朋友们也不妨一试。

化妆品污染

化妆品准确地讲应叫化学品,因为各种化妆品基本都是由各种化学合成物质组成,据资料报道有近千种之多,有不少还属于禁用的强致癌物质,使用后这些物质会直接经皮肤进入体内,对身体造成的积累性危害十分严重。现在商家受暴利驱使为迷人眼目,在某些产品名称上冠以动植物名称或以动植物精华素名称吸引消费者,实际仍是以多种化学合成物质为主,有的还含有激素,危害更大。有专家指出："含氟化物或合成化学物质的任何产品,例如含氟漱口水、牙膏、染发剂、美容院烫发剂、普通化妆品、腋部防臭剂、唇膏和香水等等,必须完全避免使用。"还有专家讲："美白产品中一般都含有铅、汞等重金属物质,一定要慎用。"2012年8月媒体就曾报道过屈臣氏面膜致一女性身亡事件。古人对餐具使用颜料都讲究要釉下彩,就是防止颜料中的重金属铅进入人体内而现代人什么化学品(化妆品)都敢往脸上(身上)涂,有一位皮肤科的专家讲："现在的年轻人是要漂亮不要健康。"国外有一项调查发现,在100例乳腺癌患者中有80%以上是长期使用染发剂。目前国内外市场上销售的染发剂、烫发剂均是以化学合成的对苯二胺、巯基乙酸类物质为主要原料,包括世界知名品牌,长期使用都可能诱发多种癌症。因此,作为肿瘤患者及追求健康的朋友,一定要尽量慎用化妆品,如确有社交活动也宜淡妆为好。必须使用的,如有条件,建议在上海市场购买上海地产的老字号传统化妆品为好,因上海市场对入市商品的检验是十分严格的,我夫人现基本接受我的这种观点。几年来我夫人使用的牙膏一直是云南白药牙膏,口腔维护得很好,没有出现过任何问题。

纺织品污染

现代社会,以时尚引领的服装潮流在给人们带来美感的同时,也潜在着众多不为人知的危害甚至致癌风险,这主要是来自服装的布料和染料。服装厂家在对纤维布料进行防皱防缩处理时,必须加入甲醛树脂涂料等多种化学物质,使布料产生挺括感;为使布料具有艳丽色彩,必须使用高浓度的含铅染料等,这些都是危害极大的致癌物质。有一位患者,丈夫为庆贺她成功康复两年,送给夫人一套色彩艳丽的高档紧身内衣,夫人使用几天后周身出现多处红色斑块。夫妇二人前往一家大医院皮肤科看诊,一位带徒的专家细心检看后小声对学生讲,你们看这是一种典型的性病症兆,夫妇二人十分尴尬。回家后夫人大发雷霆,怀疑丈夫有不轨行为,闹了一场不小的家庭风波。丈夫十分无奈,好歹说服夫人又找一家大医院,专家认真检查并详细询问近日生活中可能接触的过敏源,最后确诊是内衣的化学污染引发的严重过敏反应,同时也可能对内脏器官造成损伤。弘扬中华传统文化的中医学博士彭鑫在《仁义礼智信对内脏的影响》一书中说:"从健康角度来看,很多疾病与穿衣服不适当有密切关系,尤其是现在很多妇科疾病,与近年来所流行的服装有关。"专家们指出:"应避免化学纤维的服饰,选用全棉、毛质或麻质制品;贴身纺织品用有机天然的原料；干洗过的衣服应过几天再穿等。"现在不少东方国家仍接受中国传统服饰（中装）的特点——全棉、宽松、本色（或浅色），这些都是中国老祖宗延传下来的健康服饰理念。我夫人现在基本避开了化纤制品，真丝服装也留在橱中陈列了，选用全棉服装，连棉被也是选用新疆优质全棉胎，自感比丝绒被、羽绒被更加舒爽。

调味品污染

准确地讲调味品也是食品添加剂，而且添加量不受任何限制，完全是根据个人的口感自由添加。传统的调味品观念主要是为调节食物的温凉属性，也有是为促进食欲，而现在更多的是为满足人的口欲，因此调味品也越来越丰富多彩，但问题也越来越严重。要改变人的口欲确实很难，要改变观念，要有毅力支撑，要接受符合健康理念的烹饪方式。专家们所提倡的清淡饮食、低盐低油低糖的三低烹饪法、低温烹饪法，都是提倡人们在烹饪时要尽量少用各类调味品。我们尝试中的原味烹饪法，有的调味品尽量少用，有的已基本不用，反而能真正品尝到食物的真实美味。关于传统素食中的五荤——小蒜、大蒜、大葱、洋葱、韭菜（有的包括生姜等），都是较好的天然调味品，主要是为调节食物的温凉属性，而且有很好的杀菌消毒作用，不过属于发物，必要时也应适度使用。

餐具污染

餐具有害成分主要来自瓷器的色彩。按瓷器的着色方式，一般有釉上彩、釉中彩、釉下彩和白瓷四大类，而容易出现重金属超标的多为釉上彩瓷器。釉上彩瓷器，就是用花纸贴在釉面上或直接把颜料涂在瓷器表面，烧制而成。而釉中彩和釉下彩是在瓷坯上色后，先烤烧一次"固色"，再上釉烤烧。这种工艺使釉料能融封在颜料表面，颜料中的重金属有害物质不会在使用中渗透。因此，正规宴席上大都采用白瓷餐具是最安全的，避免餐具的颜料可能会对饮食造成污染。请朋友们在选购时，不要仅考虑餐具的图案色彩，特别是与食物接触的餐具内侧最好是白瓷为宜。所有塑料餐具特别是内侧有色彩图案的都应禁用。

生活中的污染源数不胜数，无孔不入，这里限于篇幅，朋友们一定要建立积极的防范意识，建立健康的生活观念，科学地面对生活。

3）严重的食物污染

食物（食品）的污染是一个十分复杂的方面，与人们的一日三餐息息相关，直接影响到人们的健康,古人讲的"病从口入"现在更具有现实意义。现在以"三高一有"为代表的很多慢性病,如心脑血管疾病,肝、肾功能衰竭等,专家讲大部分都是吃出来的,大部分是因食物中的毒素在体内长期积累造成。还有专家认为:现在很多是"癌从口入"。我从事过食品方面的研究,参加过国家标准的制定,对这方面情况略有了解。在这里以图 10.1 的形式来简单分析各类食物在生长、饲养、加工过程中,被有毒化学物质污染的情况,有助于朋友们增加对食物、食品的认识。

图中以植物性食物、动物性食物、动物性加工食品分别归类为一次污染、二次污染、三次污染(多次污染)来区分食物受污染的程度,每一次污染以四类归纳,实际每一类中还包含多种化学物质,这里只能简单作一介绍,无法再层层展开。专家分析,人们摄入的各类食物中的有毒物质有百余种之多。

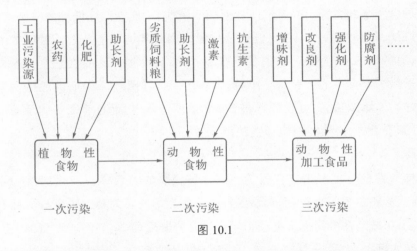

图 10.1

一次污染食物 在一次污染的植物性食物中,农药、化肥、助长剂等人为化学污染非常严重,人们普遍缺乏充分认识,特别是工业污染,是一个十分复杂的区域性长期污染问题,已形成空气、水源、土壤的生态大环境污染,有害化学物质源源不断大量地向农田中输入,在土壤内富集,通过食物链进入到农作物和畜禽体内,导致食物污染,最终损害人体健康。专家分析现有土壤中的多种化学污染物质(包括多年农药残留积累)有的需要数十年才能慢慢消失,而现在还在不断积累,日趋严重。当今植物性食物除极少数相对保持原生态的有机农作物、有机食物、绿色食品、无公害食品外,基本都无法避免,都属于一次污染食物。

　　现在在超市、农贸市场上已很难买到自然态的有机蔬菜、水果,使用膨大剂、激素助长剂的水果蔬菜满目皆是,令人非常无奈。年轻一代甚至已不知道自然态果蔬的本来面目,不论价值高昂的特色水果蔬菜,还是价格低廉的西红柿、马铃薯、胡萝卜、青菜、生姜等等,都变了样、乱了象(有的还采用了转基因技术),这非常可怕。这里以人们每天基本都要食用的小青菜为例,图 10.2(a)是从农贸市场农家自产自销摊位上买到的小青菜,每瓣叶片都是从根部长出,保持小青菜的自然态;图 10.2(b)是在农贸市场上普遍可以买到的看似很肥嫩很正常的小青菜,但每瓣叶片间都有一段根茎距离,分明是靠化肥、激素拔苗助长出来的(品种因素除外)。凡此种种虽然已无法回避,但朋友们还是应增加点这方面的认识,不要"以貌取果(蔬)",多加留意慎选为好。

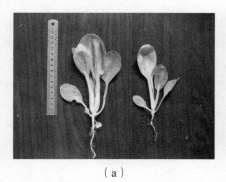 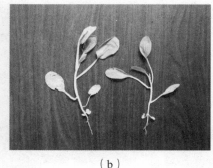

　　　　　　（a）　　　　　　　　　　　　　　　　（b）

图 10.2

　　二次污染食物　这里主要是指畜禽鱼类动物在饲养过程中,商家受商业意识的驱使,为提高出栏率、出塘率、料肉比、利润率而违反动物自然的生长规律,在饲料中任意添加助长剂、激素、抗生素等而造成的人为污染,甚至将转基因大豆、玉米等作为饲料用粮,鸡鸭不出两个月就出栏,猪只要四个月就能出栏,非常可怕。这里补充介绍一下劣质饲料粮的问题,这是一类不为人知的污染源。全球的粮食资源是有限的,首先得保证人类的食用,人类不能食用的粮源被作为饲料用粮,其中包括:① 粮食加工过程中的下脚料,这些下脚料中普遍都含有霉变粮粒;② 多次经药物熏蒸过的陈次粮,这些粮源因保存时间过长,需多次使用如磷化钙等粮食杀虫剂,磷化钙与水作用放出的剧毒气体磷化氢属于强致癌物;③ 保存不善霉变的存粮,粮食霉变后产生的黄曲霉素是最强的化学致癌物,毒性是砒霜的数十倍。这些不符合人类食用的劣质粮,最后的去向大都是作为饲料用粮,这是一种自欺欺人的做法,因为动物食入的各种毒素最终都转而又进入人的体内。2012 年 7 月 23 日媒体报道的"南山奶粉"染"毒"事件,就是因为奶牛食用了含有黄曲霉素污染的饲料,黄曲霉素属于真菌毒素,具有剧毒性和强致癌性。2012 年 7 月 6 日国内媒体还报道过深圳某养猪场,遭一次雷电后,人、屋无损,数十头猪却当即毙命的事件,从当时现场照片可以看到,每头猪都像充了气的皮球一样(见图 10.3),可以想象这些猪是如何饲养出来的,体形异常肥胖却不堪一击。美国健康专家雷蒙德·弗郎西斯在他所著的《选择健康》一书中这样介绍美国商用鸡的饲养情况:商业化的鸡喂的是令人难以置信的、缺乏营养和有毒性的饲料,它们的营养异常和不健康状态,严重到了它们必须一直都靠抗生素和其他药物来撑着,才可以使它们活下来,而 90% 的商用鸡在它们被宰杀的时候都患有癌症。这些鸡的细胞是如此异常和不健康,吃了它们的肉或蛋之后,你的细胞会健康吗?由此可知,商业化的动物在饲养过程中的染毒情况竟如此严重,因此动物性食物都应属于二次污染食物,对人的危害程度远远大于一次污染食物。图 10.4 是美国一研究机构 1969 年的检测数据,从检测数据中可以看出,动物性食物的农药残留普遍是植物性食物的 10 倍以上。

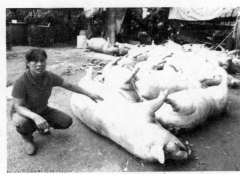

图 10.3

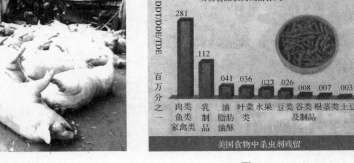

图 10.4

三次污染食品 总体讲三次污染的加工食品(植物性加工食品同样要经受加工过程中的污染)基本都应归类为"垃圾食品"。一盒方便面、一根火腿肠中就含有数十种化学物质(见图 10.5)。美国爱德华州立大学的科学家通过大量实验证明,动物性食物、动物性加工食品对人体健康的危害程度最高,是植物性食物的 10 倍以上(因大部分毒素都溶于脂肪,它会积累在动物的脂肪中转而进入人体内),

这是非常令人震惊的食品现状。

食品的深加工是食品工业从商业利益出发,将价廉的动植物原料经一次或多次加工(深加工),转化为数倍于原料价值的商品——食品。与之相配套,90年代初兴起的超市营销业,使包装精美的深加工食品遍布城乡超市,确实给人们带来不少便捷和美味的享受,已渐渐成为现代人生活的依赖。然而在食品工业、超市营销业兴旺发展的30年,却是国民健康水平日趋下降的30年,这不能不值得人们很好反思。美国医学专家们通过大量研究得出结论:"30年来人类医疗进步的速度,赶不上饮食变革所产生的危害。"

在这里,我们比较一下未经加工和经过加工的动植物食物状况:

未经加工的植物性食物:

是"有生命的食物"。正常状态时(有机种植)能保持它的生物自然态,没有毒素、没有病菌、没有微生物繁殖,只要具备条件都会自然生长发芽,是一种自然态"有生命的食物"。

经过加工的动植物食物:

一是"没有生命的食物"。植物性(动物性)食物经过加工失去了自然的形态和生命力,变成了没有生命的食物。同时食物内部的均衡性遭到破坏,处置不当即会发生氧化或腐坏,所以加工后形成的食品中,必须要添加防腐剂等多种化学物质。

二是"没有营养的食物"。食物经加温加工后,植物中原有的营养物质不同程度遭到破坏,特别是重要成分"酵素"即会丧失,使食物的营养价值大大降低,变成了"没有营养价值的食物"。人体所需的营养物质分两类:一类为宏量营养物质,包括碳水化合物、脂肪、蛋白质,这些是维持人体运动的基本能量,加工后的食品中尚有存在;一类为微量营养物质,如维生素、氨基酸、多种微量元素等,经加工后会大大丢失,这些是人体健康所不可缺少的重要物质。

三是"含有毒素的食物"。动植物食物(包括乳类制品)在加工过程中为改善食品的感观、品味、提高商业价值,会加入各种添加剂,如色素、香料、糖精、发色剂、乳化剂、增稠剂、疏松剂、改良剂、强化剂、防腐剂等等,真是数不胜数。多次加工就会多次添加、多次污染,变成了含有多种毒素的垃圾食物。人们在食用这些食物时,不是在享受食物的美味,而是在享受经调味品(化学品)合成的美味,如不加节制地任意食用这类食品,就近乎古人所讲"饮苦食毒"了,危害无穷。

图 10.5(a)是某品牌方便面产品包装上真实公示的配料添加剂,图 10.5(b)是火腿肠包装上真实公示的配料添加剂。

（a）

（b）

图 10.5

两种产品中除常用的主辅料外,一盒方便面、一根火腿肠中竟还含有十多种化学物质,有些竟是工业化工原料,对健康的危害非常严重。

表 10.1 是生物医学博士曾志锋所著《人体康复手册》一书中对常见食物中部分化学品对健康危害的归纳。

表 10.1　常见食物中部分化学品的毒性

化学品	常见食物	对健康的危害
硫磺	常见于辣椒、竹笋、腐竹、黄花菜、银耳、粉条、中药材等干货,瓜子、花生等干果,蜜饯等腌浸食品,馒头、包子、年糕等蒸制食品	刺激人的胃黏膜,造成胃肠功能紊乱,影响人体对钙的吸收,造成慢性中毒甚至癌症

续表

化学品	常见食物	对健康的危害
甲醛	常见于鱿鱼、海参、虾仁等水产品,牛百叶、血豆腐等,卤肉、香肠等肉制品,豆制品、挂面、西瓜等	引发呼吸道疾病,导致头痛、头晕、乏力及感觉障碍,造成贫血、免疫力下降,导致鼻咽癌、骨髓瘤、淋巴瘤等
吊白块	常见于米粉、米面食加工,豆腐、豆皮、鱼翅、糍粑等	损害人体的皮肤黏膜、肾脏、肝脏及中枢神经系统,致癌及畸形,摄入10克便会致人死亡
双氧水和碱片	常见于竹笋、猪油、开心果等干货,鱼翅等海产品,鸭掌、鸡爪、猪舌等卤制品	有强烈腐蚀性,轻者造成口腔、食道灼伤,重者造成胃肠穿孔,引起肝、肾疾病,可致癌、致畸和引发基因突变等
防腐剂	常见于酱油、食醋、果脯、果冻、腊肉、腌菜、饮料等	烧伤胃肠,造成中毒甚至死亡,对儿童、孕妇等危害更大
色素	常见于蜜饯、烧鸡、葡萄酒、糕点及各种儿童食品	过多食用会影响神经系统的传导功能,尤其容易导致儿童好动、情绪不稳定、注意力不集中、自制力差、行为怪癖、食欲降低
抗生素	常见于水产品、禽肉及禽肉制品、鲜奶、奶粉等	可引起消化道菌群失调,使致病菌产生耐药性,对抗生素过敏的人还会诱发过敏反应
激素	常见于水果蔬菜中,如香茄、番茄、苹果、葡萄、西瓜、水蜜桃等	长期食用会使儿童出现性早熟、男性特征不明显、女性子宫部位肿瘤

　　食物(食品)的严重污染对人的危害,都被商家的包装所掩盖,人们往往并不知真情。人们为满足一时的口欲而使体内所受的伤害,也许要经过10年、20年时间(享受美味的过程)的积累,最终才以肿瘤疾病及各种慢性疾病表现出来。科学的发展,一切美感美味均可通过化学方法合成,但若缺失道德伦理约束,给人类带来的将是可怕的灾难。世界卫生组织认为,全世界罹患癌症的人群中,有50%左右与摄入被污染的食品有关。

　　3. 呵护生理环境与细胞微环境
　　生理环境是细胞微环境的基础,人体的生理是否平衡是生理环境的具体表现。传统中医通过望闻问切、阴阳五行平衡医理能知道人体生理环境的平衡状态,现代西医则能通过各种生化检验指标综合反映人体生理环境的状态。人体的生理环境直接影响到细胞微环境，细胞微环境正常则细胞一定会按照人的生理基因正常表达（分裂），身体就一定会健康。正常细胞为何会变异（癌变）？原因是细胞生存的微环境发生了异常。

关于乳腺癌细胞的微环境，非专业人员无法认识，本人有机会通过一位在电子研究所的朋友，见到了可放大 2 万倍的布氏显微仪下血液中活体细胞形态图像资料（见图 10.6），借在此谈一点个人认识。图 10.6 中共列出了 8 幅细胞形态图像，分别展现了血液中的红细胞、白细胞、变异细胞（未经医学鉴定）的状态。

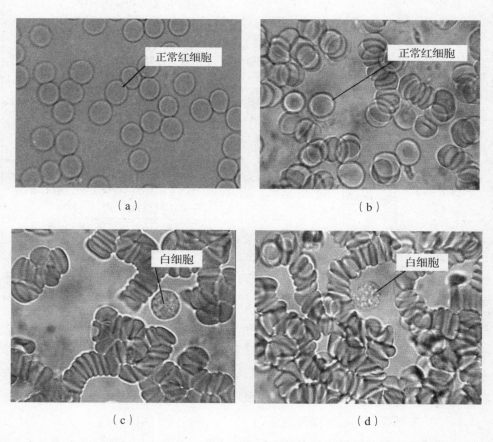

（a）

（b）

（c）

（d）

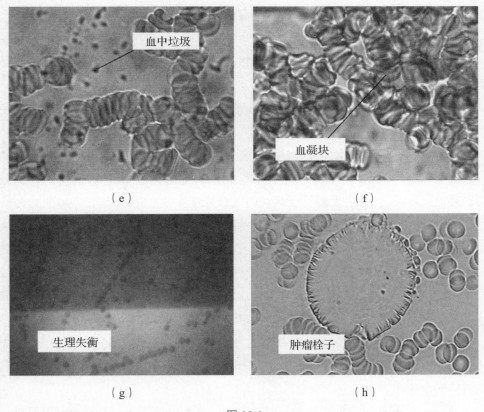

（e）　　　　　　　　　　　　　　　（f）

（g）　　　　　　　　　　　　　　　（h）

图 10.6

　　红细胞是血液中众多细胞的主体细胞（直径约为 7 微米），在正常环境状态中，红细胞相互保持间隔，以其表面吸附氧气的方式，通过血液向身体各组织器官输送氧气（血氧），并具有很好的流动性，能将氧气通过体内长达数万公里的大小血管（遍布全身的毛细血管最细直径仅约 10 微米），输送到身体各组织器官中，给身体提供能量，促进体内的新陈代谢。白细胞仅约占红细胞的千分之一，是体内免疫系统中主要的免疫细胞，伴随着红细胞在血液中监察杀灭病菌、变异细胞。

　　图 10.6（a）是健康人体血液中的正常红细胞，每个红细胞都非常饱满、晶莹明亮、流动性很好，血液呈亮红色。

　　图 10.6（b）是亚健康人体血液中的红细胞状态，部分红细胞出现了相互粘连的现象，影响了红细胞吸附氧气的效率，影响了血液在血管中的流动性。

　　图 10.6（c）和图 10.6（d）是已构成严重的缗钱状聚集，形成明显流动障碍的

红细胞形态,对生理会造成严重影响,已潜伏着诸多重症疾病的隐患:

（1）严重影响红细胞吸附氧气及向身体各组织器官输送氧气的效率。

（2）严重影响血液在血管中的流动性,造成部分小血管堵塞,并使整个血液环境恶化,促成早期血管粥样斑块的形成。

（3）被重重围困的白细胞,无法在血液中发挥体内卫士的免疫作用,免疫功能大幅下降,增加致癌风险和复发转移可能。

图 10.6（e）是血液中的红细胞呈严重的缗钱状聚集,同时血液中有很严重的垃圾毒素,这是因为饮用不洁水质和过多食用洋西餐、烤炸食品等所形成,长久处于这种血液状态,就会引发肿瘤疾病和心脑血管疾病的危险因素。

图 10.6（f）是一位刚做过心脏支架手术患者体内的血液图像,支架手术仅消除了某一血管的堵塞症状,但生理环境、细胞环境没有改变,红细胞缗钱状聚集如进一步发展成血凝块,还存在再次突发心脑血管疾病的可能。

图 10.6（g）是一位肿瘤患者奇异的血液形态,是生理环境失去平衡的表现,部分红细胞形成了直线排列,还有待医学分析。

图 10.6（h）是在一位肿瘤患者血液中发现的特异形态组织,很像是一个随血行转移的肿瘤栓子,被玻片压扁周边裂开,同时外周还有刚分裂的像珍珠样组织,还有待医学鉴定。

通过对以上血细胞形态图像的介绍分析,朋友们也许对细胞微环境（仅是一个环境因素,实际细胞环境的因素很多）有了一点直观的认识,或者大为吃惊,然而这已是普遍的社会现象。图 10.6（c）和图 10.6（d）是人到中年后才可能形成的细胞状态,遗憾的是体内这种微环境往往不为人知或不为人所重视,因为可能还没有反映出明显的临床疾病表现,这种现象在中医学中称为血瘀,在西医临床上称为血黏度,在血液学中称为红细胞缗钱状（像钱串一样）聚集,实际都可能是肿瘤疾病、心脑血管疾病的诱发因素。世界卫生组织对当今人类的健康状况分析认为,现在似病非病的亚健康人群约占 70%,疾病的发生最初都是因为生理环境、细胞环境异常,红细胞缗钱状聚集所导致。

针对肿瘤疾病,中医学认为,肿瘤疾病患者普遍都是血瘀体质。这说明红细胞缗钱状聚集是肿瘤疾病的一大隐患。现代女性体内出现血瘀现象最直观的表现是周期紊乱、面部出现色斑、疹块（皮肤最能反映出血液状态）等,这些都说明体内生理环境、细胞环境已出现了问题,只是这些现象现在太普遍,人们多见不怪、不以为然了。而这些早期生理失衡的状态,西医尚没有十分有效的办法,但通过中医恰当调理往往能得到很好的调整。C 医生认为:"现在年轻女性 30 多岁每年就应该进行一个阶段的中医药汤剂调理。"改善这种状态最主要是靠改变生活、改变饮食结构、改变烹饪方法,这也是专家们一再指出肿瘤患者一定要改变生活的重要意义。中国工程院陈君石院士说:"我们完全可以通过调整膳食来防治心脏病、癌症和其他疾病。"在这里仅希望阅读过本书本章节的朋友,特别是肿瘤患者能真正引起高度重视,并接受本章中改变生活的观点和方法。在无法改变社会现实的状况下,我们可以选择怎样生活,从现在做起,营造属于我们自己的人居小环境,这是发挥"331 康复工程"中第三大支柱作用的有效方法。

二、有利康复的生活作息

日出而作,日落而息,这是人类祖先总结出的生活规律,也是人类祖先千万年演变过程中形成的生命生理基因,人们的生活本应顺应自然,按照人体生物钟的规律作息。但现代社会,因为科学技术的发展,社会的激烈竞争和文化生活的丰富,逐步改变了人们传统的起居作息和生活理念。国际癌症研究中心(IARC)前所长希金森曾指出:"人类的肿瘤病因,有 70% ~ 90% 是环境性的,且大多为化学物质,环境因素不限于工农业污染,还包括个人生活方式和饮食习惯等。"这些观点值得人们很好反思,值得我们每一位患者(包括家人)醒悟,没有太多的选择,唯有改变生活,与自然和谐共处。

1. 良好的睡眠习惯

睡眠是"331 康复工程"中第三大支柱最重要的方面,因为睡眠状态就是身体自我修复的状态,睡眠不好会影响到人的精神状态,对身体的修复、疾病的康复十分不利,只有好的睡眠,身体才能真正得到休息、康复。英国康复专家马修·曼宁认为:"如果你有充足的睡眠时间,你的免疫系统会得到修复,睡眠不足通常会使免疫系统的功能下降。"

中国老祖宗根据天人合一的自然法则,总结出人应睡好子午觉,保持充分的睡眠,就能让身心得到充分的休息,养精蓄锐,为机体储备充足的能量,国外医学界也已逐步接受这一观点。子时是晚上 11 点到凌晨 1 点，午时是中午 11 点到下午 1 点，每天保持六小时以上十小时以下的充分睡眠，其中午觉以一小时为宜，这完全符合人体生物钟的自然规律。良好的睡眠是体内排毒、脏器修复、肿瘤疾病康复的最佳状态。

女性在更年期有不少都会出现严重的睡眠障碍。我夫人改善睡眠的体验，几年来配合中药汤剂的调理，征得 C 医生的同意，最初每晚需服用艾司唑仑片（副作用最小的短效安定片）1 mg 量，每次一片，后通过多方调理用量减为 0.5 mg 半片量，现通过学习文化经典进一步改善为每天只用 1/3 片量，争取停服，夜间偶尔醒来通过默念经文就能安然入睡，效果很好。正常情况每晚 10 点睡觉，午睡根据身体状况在中午 11 点到下午 1 点之间随意，睡觉比吃饭更重要，午饭服从午睡。

另外，足浴即热水泡脚，是有利睡眠非常好的传统养生方法。中医认为，人体脚上的六十余个穴位与五脏六腑有着密切的关系，用热水泡脚，可起到促进气血运行，舒筋活络，颐养五脏六腑，使人体阴阳恢复平衡的作用，因而具有催眠和祛病健身的功效。现代医学认为，脚是人体的"第二心脏"，脚有无数的神经末梢与大脑紧密相连，与人体健康息息相关。因此，经常用热水泡脚，能增强机体免疫力和抵抗力，具有强身健体、延年益寿的功效。足浴水温以 42℃左右暖和舒适为宜，1 次可 15～30 分钟。我夫人几年来一直坚持晚间睡前泡足约半小时，冬季在卫生间的浴霸灯下，边泡足边看书，更增添了一份身心俱足的美好享受，直致感到背部微微发热，更利于入睡。现在市场上有一种电热型足浴盆，不少人使用后腿脚皮肤发黑，这可能是因为泡足时电加热器通电加热，金属体所含重金属物质产生电化学反应与人体皮肤作用所致。如有此情况，建议采用木桶或优质塑料桶，要点是水深应保持在 20 厘米左右才会有很好的浴足效果。本人通过一项研究，证明了泡足对改善人体微循环的积极作用。微循环是人体健康状态的直接反映，健康人体内微循环网络随生理需要会适时自然打开（见图 10.7（a）），皮肤微循环正常，电子数码显微镜下观察会表现出皮肤明亮光洁（见图 10.7（b））；微循环出现障碍，微循环网络就会循环中断，造成相关组织、细胞、脏器缺血、缺氧、瘀血、衰竭（见图 10.7（c）），电子数码显微镜下观察皮肤，皮肤上显现出若干红色瘀血点（见图 10.7（d））。当充分泡足后，皮下红色瘀血点会明显减少甚至消失，证明泡足可以明显改善微循环障碍。

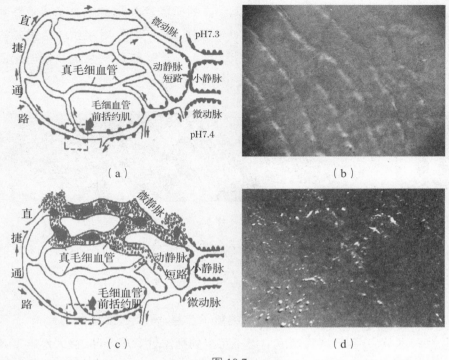

图 10.7

2. "三个一点" 的简朴生活方式

肿瘤患者应树立全新的正确的生活观念,建立良好的生活习惯,不要盲目追求时尚。"时尚"是西方文化商品社会中商家在经济利益的驱使下,刺激消费者产生欲望追求的消费观,普遍都没有经历自然法则和时间的检验,有的明显违背了自然、违背了生理,西方医学之父希波克拉底说:"离开自然越远,则距离疾病越近。"肿瘤患者一定要适当退避,生活中要经得住来自各方的诱惑,吃无污染的有机食品,饮用足量的健康好水,享受明媚的阳光和清新的空气,进行适度的有氧运动,保证良好的休息和睡眠。

一位康复近二十年的患者介绍她的康复感受时说:"我现在生活很简单,天天开心,每天是家庭、公园、农贸市场三个点。"这种"三个一点"的生活方式,做到了退避世俗,保持自在的平常心态,坦然面对生活,这就是每位患者应接受调整的简朴自然的生态生活。新加坡有一位国宝——许哲女士,她心态平静,看破放下,保持简朴的生活方式,生活饮食十分简单,节省的大量时间就是看书学习、锻炼身体,还忙着照顾很多"小弟弟、小妹妹"（八九十岁的孤寡老人），并创办了很多慈善事业。113岁时还接受现场采访，采访中思维敏捷、举止灵便，对采访的话题应答自如、语言幽默。她的自述告诉人们，她自幼就适应素食膳食，一生的生活理念是心境清静、生活简朴，饮食自然、简单、清淡（见图10.8）。

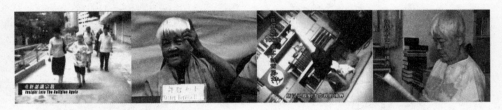

图 10.8

我们在南京居所的选址，基本具备了这种简朴自然生活的基础条件，未来的生活靠自己创造。

3. 避开电视的不良干扰

电视作为现代综合信息快捷传播的电子产品，普及到家庭中已有30多年历史，几经技术革命，现已成为家庭中必不可少的标志性家电产品，极大地丰富了人们的业余文化生活。但就在带给人们美好娱乐享受的同时，电视也给人们带来很多不可小觑的负面影响。

1）辐射污染　电视是一种通过高压高频产生光电效应（形成影像）的电子产品，不论什么类型的电视机，都存在不同程度的辐射污染，污染程度与显示屏大小成正比，所以专家提醒观看不同屏幅的电视，应保持适当的安全距离，而且观看时间不宜过长，因为即使在安全距离，也有极微量的电磁辐射（电脑屏同样存在电磁辐射），长期在身体内造成的积累性辐射损伤仍然是很严重的（详见本章第一节）。

2）精神污染　一方面因电视性能的提升和配套技术的完善，电视应用功能已发展到了极致；另一方面因采用了商业运作模式，电视逐步变成了以营利为导向的传媒载体，不少电视台追求感观刺激，严重误导了社会大众，搞乱了社会风气。不少专家学者纷纷发出呼吁，电视引发的社会利弊已严重失衡。

3）对视力的损伤　这是很显见的直观反应，电视看久了会导致视力下降，眼睛发干、发胀等，长期必然会引患眼部疾病。

4）对睡眠的影响　除一些暴力刺激的电视节目会对人的身心造成不良影响外,一些虚构的脱离现实的电视连续剧,看了令人心境无法平静,打乱了患者正常睡子午觉的生理节律,对康复十分不利。

不受节制的过度接触电脑、手机上网,同样会产生与电视类似的不良影响。

我们为避开电视干扰,采取的方法是:慎重分析电视对人的利弊因素后,已将两地的数字电视都关闭了,两地购置了两台多功能音频播放器,新闻信息接收当地的 FM 新闻广播,也能均知天下事;为丰富生活、学习传统文化,购置了两台便携式 DVD 播放器,这是近年来因受笔记本电脑、平板电脑冲击而退居二线的电子产品,价格一路暴跌,9 寸屏机仅 300 元左右,而且操作十分简便,只需开关机,避免了电视、电脑开机搜台的麻烦,性能十分优良。我夫人现已爱不释手,结合资源丰富的中华传统文化经典视频光碟,既丰富了文化生活,又找到了新的精神寄托,有序安排不影响生活节律。

4. 细嚼慢咽的进食习惯

细嚼慢咽的进食方式是发挥唾液防癌抗癌功效的有效方法。科学研究发现,人的唾液中含有 13 种消化酶、11 种矿物质、9 种维生素、多种有机酸和激素等,其中过氧化物酶、过氧化氢酶和维生素 C 都具有很强的解毒功能,它们不仅有抗氧化的作用,还能消除体内的氧自由基,分解进入口腔的致癌物质,有效减少癌症的发病率。美国佐治亚大学的试验也表明,在亚硝酸类化合物、黄曲霉素等强致癌物质中加入口腔分泌出的唾液,其细胞的变异原在 30 秒内会完全丧失。因此,从这个角度来讲,用餐节奏不宜太快,让唾液里的酶充分降解,充分发挥唾液的抗癌功效。同时,常含一些生津的食品,如话梅、橄榄、青果等,也能刺激分泌唾液发挥抗癌的作用。这是最简单的让人远离癌症的有效方法。

5. 浅尝辄止的避食方式

接受健康的饮食新概念,是改变生活的具体方面,但并不是要回避一切社会活动,但不影响正常的亲友聚会。只要一日三餐的主食结构是合理的,偶尔在聚会宴席中遇到一些不宜食物时记住古人的教诲"浅尝辄止",就不会因偶尔的一次聚会而影响身体的康复。

三、有利康复的饮食新概念

肿瘤患者的饮食新概念,总体讲要"营养与抑癌并举"。这是一个非常复杂、细致,关系到每个人一日三餐的问题,是促进身体康复的基础,是肿瘤患者实现康复必须弄懂和应高度重视的问题,是一门应开启的新的学科。

英国著名康复医生马修·曼宁在《康复是一次旅行》一书中指出:"饮食就像人体的建筑材料,如果建筑材料的应用出了问题,你的身体就岌岌可危了。绝大多数疾病是吃出来的,是因为对健康知识的无知造成的。""营养应用错误可以助长癌症,营养应用正确可以抵御癌症,正确的饮食营养是预防癌症的重要因素。"

美国康奈尔大学坎贝尔教授在《中国健康调查报告》一书中指出:"乳腺癌是激素替代性疾病,雌激素水平是乳腺癌发病危险的决定性影响因子。证据证明:低动物蛋白、低脂肪、高纯天然素食的膳食,能够有效降低雌激素水平。"

2007年10月31日,世界癌症基金会权威专家在北京发布了一份近600页的报告"食物营养、身体活动与癌症预防",系统总结了迄今为止有关各类食物、运动对各类癌症发生、发展的影响,提出了预防癌症的十大建议,其中有八条是关于饮食营养。可见,饮食营养的重要性。

以上报道充分说明,科学合理的饮食营养对肿瘤患者的康复十分重要。医学临床也证明,经正确诊断治疗的病人,对饮食的宜忌若能给予科学合理的指导,可以起到事半功倍的治疗效果。要弄清楚饮食营养与患者康复的关系,如何通过饮食营养的调理促进患者的病体康复,这里面大有学问。

1."123"饮食新概念

如何接受饮食新概念,具体地讲,也就是众多医疗研究机构总结出的有关肿瘤病人的饮食宜忌,如:美国癌症协会对预防癌症提出过10点建议;欧洲肿瘤研究中心提出过24种防癌新方法;日本医学界提出过预防癌症12点建议和《中国健康调查报告》等。我认为在营养与抑癌并举的观念指导下,可综合归纳为1类多吃、2类少吃、3类不吃的"1多2少3不"的"123"饮食新概念。

1)多吃具有抗癌作用的食物

树立营养与抑癌并举的意识。因肿瘤病人在最初的康复期往往都是处于癌细胞与正常细胞共存的体质状态,在药物的抑制作用消退后,逐渐恢复活力的残存癌细胞吸收营养物质的能力远大于正常细胞,如高营养食物选择不当,虽然某一阶段患者的体态表象上表现出机体康复的假象,但体内癌细胞、微小病灶也在悄悄地扩增,在没有扩增到一定规模时医学无法检出,但一旦检出往往医学已无能为力了,这就是肿瘤病人康复期极易出现复发转移的重要原因。为了防止这种现象的发生,在饮食营养方面,只有坚持营养与抑癌并举的饮食新概念,从所摄取的食物中,一方面获取到身体康复所必需的营养物质,一方面能具有抑制雌性激素升高、癌细胞生长、阻止异常基因表达的作用。下文"对荤素食的新认识"中,美国防癌研究所赖基铭专家的研究会令你增添信心。

　　因此,应多吃有机的富含维生素、微量元素、纤维素的植物性食物,最好是具有抗癌作用、排毒功能的非加工食物,包括五谷杂粮、应季的新鲜蔬菜水果等。具有抗癌作用的食物,朋友们可以从《中国传统饮食宜忌全书》等有关书籍中查找,有的还列出了适宜不同类别肿瘤患者的宜忌。日本国立癌症研究中心对40种蔬菜的研究报告,公布出抗癌效果最好的二十种蔬菜(见表10.2),可供朋友们参考选择。

表 10.2　蔬菜抗癌效果

顺序	食物名称	抑癌作用	顺序	食物名称	抑癌作用
1	熟番薯	98.7%	11	金花菜	37.6%
2	生番薯	94.4%	12	荠菜	35.4%
3	芦笋	93.7%	13	苤蓝	34.7%
4	花椰菜	92.8%	14	芥菜	32.4%
5	卷心菜	91.4%	15	雪里红	29.8%
6	菜花	90.8%	16	番茄	29.8%
7	西芹	83.7%	17	大葱	16.3%
8	茄子皮	74.0%	18	大蒜	15.5%
9	甜椒	55.5%	19	黄瓜	14.3%
10	胡萝卜	46.5%	20	大白菜	7.4%

2）少吃不利康复的动植物食物

（1）少吃鱼肉禽类动物性食物。这是一个相对的概念，这类食物虽然在生长过程中没有直接受到化学污染（实际很少有了），但如过量食用：

一是会增加患者脾胃、肝脏等脏器的负担，不利康复。

二是会使体内营养不平衡，形成"三高一有"使细胞环境恶化的体质。

三是没有抗癌作用的动物性食物，在营养身体的同时也会促进体内癌细胞的大量扩增。

四是动物身体上普遍都会带有很多细菌、病毒和寄生虫，人吃了以后可能会受到感染，甚至造成大范围的疾病传播。近年发生的令世人震惊的非典、禽流感等就是典型的事例。

五是禽畜类动物在暴力宰杀时，因极度惊恐，体内会自然分泌出大量毒素。

因此，在营养基本均衡的情况下，鱼禽类动物性食物及野生动物宜尽量少吃。

（2）少吃规模化种植和种植专业户种植的植物性食物。这类种植方式不符合"天、地、人"三道自然法则：

一是不符合天道。万物生长靠太阳，现在规模化、工厂化种植，特别是越来越多的大棚蔬菜、水果，完全不按照四季、24节气的植物自然生长规律，在生长过程中接收不到阳光雨露，接收不到自然环境的"天之气"。

二是不符合地道。万物土中生，大地是滋生万物的载体，现在化肥农药等各种化学污染物不断施入土中，逐步形成积累，有的会在土中残留数十年时间，严重破坏了土壤的自然成分、结构，改变了土壤中自然的"地之气"。

三是不符合人道。因规模化农业是以商业为目的，在追求利润最大化的过程中，有些种植户违反法规，过量滥用农药、化肥、添加剂、激素等，长出的蔬菜、水果看似肥大鲜亮，仅有外在的"形""色"，破坏了内在的"性""味"，食物失去了内部天然的"五味"归经属性，食用后除仅提供基本能量外，没有营养身体、滋养五脏的功效，甚至会导致基因异常表达，失去了"人之气"。

3）不吃含有毒素的食物

上文文中已对食物、食品的污染情况作了分类分析，朋友们一定应慎选慎用。

（1）不吃在生长过程中使用助长剂、激素、抗生素等化学添加剂的一切动物性食物。这方面的危害及报道太多了。

（2）不吃经深加工制作的动植物及乳制食品。上文已对加工食品作了具体介绍，这里不再重复。

（3）不吃自制的熏、腌、泡、炸、煎及霉变的食物，戒烟限酒。

以上的介绍，朋友们也许感到很震惊，认为接受饮食新概念很艰难，改变饮食结构很复杂，但这是发挥"331康复工程"第三大支柱作用的基础，也是每一位追求健康长寿人们的有效途径，是一门生活中的学问，是对生活更高层次的追求。

2. 肿瘤病人的饮食宜忌

肿瘤病人接受饮食新概念，除接受"123"饮食新概念外，还要了解相关的饮食宜忌，这是一个十分艰难的认识和接受过程。古人讲"饮食是人之大欲"，如何做到"无欲从容"，挡得住美味佳肴的诱惑，是一个非常现实的问题。

1997年英国政府公布了一篇《有关癌症发展的营养学》的报告，报告指出："大概三分之二的癌症都来自于我们所食的食物。"这是官方首次认可饮食与癌症之间有必然联系。

肿瘤病人康复期如何能做到营养与抑癌并举，我认为还要增加以下几点认识：

1）"四低一高"的食用原则

这是专家们一再倡导的饮食新概念，也是医家所提倡"清淡饮食"的具体内涵。世界卫生组织提出"四低一高"的饮食方式是：

低油

低油的概念：包括采用低油烹饪、少食动物性食物、少食加工类食品三个方面。

关于低油烹饪，包括选择用油的"质"和控制烹饪用油的"量"。诺贝尔奖候选人约哈那·巴德威格博士发现，亚麻籽油是癌症病人最安全的食用油。亚麻籽中的 ω-3 脂肪酸（α-亚麻酸）可以杀死人体癌细胞，降低癌症的发病率和阻止癌细胞生长，但不会破坏健康细胞。癌细胞最喜欢 ω-6 脂肪酸（亚油酸），而植物油基本都富含 ω-6 脂肪酸。实验表明，ω-6 脂肪酸过量摄入会增加癌症的发病率和促进癌细胞生长。世界卫生组织提出：ω-3 脂肪酸与 ω-6 脂肪酸摄入量最佳比值应为 1.4 : 6，目前国内人群体内 ω-3 脂肪酸与 ω-6 脂肪酸的比例已严重失衡,有的地区甚至达到 1.25∶30。现在市场上的各种植物油(色拉油)基本都不含 ω-3 脂肪酸。除此之外,植物油还存在三个问题:一是如大豆、花生、玉米有不少是采用国外进口的转基因原料,国际上对转基因的安全性广有争议(肿瘤患者还是避开为好);二是国内油脂生产企止普遍采用汽油浸泡(浸出法)提取,油脂中均含有一定量的汽油残留;三是不同品质的油脂可能要经脱溶、脱臭、脱色、脱胶、脱酸、脱腊、脱脂或氢化等复杂的化学提炼工艺处理,在这些复杂的提炼过程中有的要加入多种化学物质和重金属物质,有的要采用高温提炼工艺,促使油品氧化变性,这些提炼工艺都是为取得好的油品卖相和保质期、获取最大的商业利益,而对人们的健康有害。

关于少食动物性食物,因动物性食物脂肪含量都很高,而且都是饱和脂肪酸(见图 10.9),有资料报道,较多脂肪的摄取,特别是动物性脂肪,和乳腺癌的发生有很大的相关性。日本的乳腺癌患者生存率明显高于美国的患者,是因为日本的传统饮食十分清淡,比美式(西式)饮食少许多油脂的缘故。因为脂肪的热量很高,热量摄取愈多,发生肥胖的几率也愈高,从而会增加乳腺癌患病几率。而且脂肪摄取过量,会使人体内抑制癌细胞的免疫细胞活性降低,所以患肿瘤的几率会增加。

关于少食加工类食品,除上文介绍的加工类食品中的大量添加剂对身体的危害,蛋糕、饼干、甜点、洋快餐和各种动物性食品都是高含油食品,而且很多是使用氢化油,氢化油内含大量反式脂肪酸,对健康危害极大,美国已禁止在食品中使用反式脂肪酸。

我们的低油观点是:以上资料说明,接受低油饮食对保持健康体质、预防疾病和肿瘤病人的康复非常有益,同时还可以减少油烟机的使用频率,减少油烟对肺腔的危害。接受低油饮食,所用油品最好是富含 ω-3 脂肪酸的亚麻籽油、紫苏油及初榨橄榄油等(见图 10.9、图 10.10),还可以配合使用一些机榨菜籽油。有条件的可以购买由当地生长的油菜籽(非转基因),经传统机榨方式压榨的,未经化学方式提炼的菜籽油。这种菜籽油是千百年延传下来,已被国人接受的食用油,保持有菜籽油传统的色香味,没有添加任何化学成分,能改善菜肴烹饪的品味。但各种未经提炼的初榨植物油,特别是菜籽油容易酸败,不宜长期存放,少量的可以放在冰箱冷藏室储藏备用。

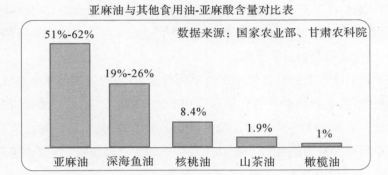

图 10.9

亚麻油与其他食用油-亚麻酸含量对比表

数据来源：国家农业部、甘肃农科院

	饱和脂肪酸	主要存在于动物油中，如猪油、牛油、羊油，能引起人体血脂增高，引发动脉硬化等心脑血管病变
单不饱和脂肪酸（油酸、芥酸）	在橄榄油和菜籽油中含量较高，对人体不产生动脉病，既不明显升高血脂，也不明显降低血脂
多不饱和脂肪酸（ω-3及ω-6脂肪酸）	是人体必需的脂肪酸，机体生理需要而体内不能自行合成，必须由食物提供。而在常见的植物油中，ω-6脂肪酸占主要成分，ω-3脂肪酸含量过低。科学研究发现，ω-3脂肪酸主要存在于亚麻油中

图 10.10

低盐

低盐的概念：包括采用低盐烹饪、少吃腌制食物和加工食品、选择高钾低钠食物结构。

盐的化学名称是氯化钠，是人体不可缺少的物质，但如过量则会使体内钾钠比失去平衡，细胞普遍缺水，对身体造成非常严重的危害。肿瘤患者的一个显著特点就是体内钾钠比长期严重失衡。低盐的目的是通过调整体内钾钠比，抑制肿瘤细胞的增长。美国麻省理工学院雷久南博士研究发现：人体内环境钾钠比应维持在 2∶1，正常细胞适宜在钾钠比 5∶1～10∶1 的高钾环境中生存。美国德州大学詹森博士研究认为：当细胞内的钾离子（K）越高，钠离子（Na）越低（即钾钠比越高），患癌症的危险性就越低，反之则增加。第八章中实例 5 赵霖主任目睹的一个吃大枣使肿瘤消失的临床病例，如没有其他的医学因素，应该说就是一个通过长期吃大枣调整体内钾钠比，达到抑制肿瘤的成功例证，因大枣的钾钠比极高，从表

10.3 可知钾钠比为 588∶1。现在随着生活水平的提高，人们的饮食结构丰富多样，盐的摄入量在悄悄增加，体内普遍处于高钠低钾的状况，使体内环境酸化，这是肿瘤疾病、慢性病攀升的重要原因。

我们的低盐观念是：① 烹饪中严格限制用盐量，每天能掌握在 4 克以下，低钠盐也要限制使用，因低钠盐的氯化钠含量也高达 70%；② 基本不食用腌制类酱菜及加工食品；③ 食物结构中注意选择钾钠比高的食物，其中马铃薯是简便易得的适宜我们每天坚持食用的食物。表 10.3 所列美国农业部资料"食物中钾与钠的含量"表，朋友们可对照参考。

表 10.3　食物中钾与钠的含量

（美国农业部资料）

	名称	钾（mg）	钠（mg）	钾钠比例		名称	钾（mg）	钠（mg）	钾钠比例
	水果					蔬菜			
1	苹果	459	4	115	1	绿叶菜	1 448	330	4.4
2	杏子	1 198	4	300	2	大白菜	1 113	101	11
3	香蕉	1 141	3	380	3	花菜	1 338	59	23
4	椰子	1 161	104	11	4	芹菜	1 160	429	2.7
5	大枣	2 939	5	588	5	黄瓜	689	26	27
6	葡萄	452	9	50	6	青椒	792	48	17
7	芒果	574	21	27	7	萝卜	1 314	73	18
8	哈密瓜	569	27	21	8	南瓜	1 080	3	360
9	橘子	662	8	79	9	番薯	893	37	24
10	梨子	537	8	67	10	番茄	1 107	14	79
11	石榴	658	8	82	11	马铃薯	1 189	3	396
12	草莓	714	4	179	12	玉米	699	Trace	>140
13	西瓜	209	2	105	13	海菜	36 560	9 458	3.9
14	桃子	797	4	199					
15	木爪	711	9	79					

	名称	钾（mg）	钠（mg）	钾钠比例		名称	钾（mg）	钠（mg）	钾钠比例
	坚果及种子					豆类			
1	杏仁	3 506	18	195	1	黄豆	7 607	23	331
2	腰果	2 105	68	31	2	蚕豆	726	6	121
3	榛子	3 193	9	355	3	绿豆	4 663	27	173
4	花生	3 057	23	133	4	红豆	4 455	45	99
5	芝麻	3 289	272	12	5	四季豆	970	28	35
6	核桃	2 087	14	149	6	豆腐	191	32	6
	谷类、面包				7	黄豆粉	4 150	5	830
1	大麦	728	14	52		肉鱼			
2	小麦	1 680	14	120	1	猪肉	1 295	320	4
3	荞麦	4	---	---	2	牛肉	1 610	295	6
4	燕麦	2 157	5.1	423	3	羊肉	1 340	340	4
5	面	621	23	27	4	香肠	1 043	5 897	0.2
6	白面包	460	2 300	0.2	5	鲤鱼	1 297	227	6
7	甜面包	508	1 660	0.3	6	青鱼	1 950	336	6
8	饼干	290	2 994	<0.1	7	虾	689	438	2
9	蛋糕	358	1 361	0.3		牛奶制品			
10	糙米	971	41	24	1	牛奶	654	227	3
11	白米	417	23	18	2	人奶	231	73	3
12	小麦芽	3 751	14	268	3	酸奶	649	231	3
13	麦片	1 597	9	177	4	奶油	104	4 477	<0.1
					5	乳酪	585	209	3
					6	蛋	521	493	1

低糖

低糖的概念：广义的糖是指各种可消化的碳水化合物，包括有甜味的糖和没有甜味的淀粉；狭义的糖则指精制后的白糖和食品、饮料加工中常用的糖浆。糖对人体的危害主要是后者。专家认为摄取过多的糖会使热量增加导致肥胖，使体内代谢旺盛荷尔蒙异常，是乳腺癌的诱导原因。

几乎所有甜味食品中，都含有大量用白糖或糖浆做成的甜味剂，对于一些喜欢吃甜点、饼干、零食、饮料的人来说，每天不知不觉就会摄入 100 克以上的白糖（有些食品中甚至使用甜味素，危害更大），营养学家推荐每日摄入白糖总量应控制在 40 克以下。英国健康专家弗里西蒂·劳伦斯在英国《医学杂志》上撰文呼吁："糖就像香烟一样应该被列为有害物一类，高糖饮食像香烟一样十分有危害。"

我们的低糖观念是：① 采用低糖烹饪；② 养成如豆浆等不加糖的低糖习惯；③ 不喝饮料，不吃蛋糕甜点等加工食品；④ 控制高淀粉含量食物，坚持粗杂淡的饮食结构。

低蛋白

低蛋白的概念：一是控制摄入总量；二是合理摄入植物性蛋白，限制动物性蛋白。

蛋白质是人们饮食结构中普遍重视的主要营养物质，一般认为加强营养，首先是增加蛋白质的摄入，多吃荤食、多喝牛奶，实际这是一个缺乏科学的观念。"加强营养"是半个世纪以前物质极度贫乏时在人们头脑中形成的概念，实际近30 年来在物质逐步丰富、人们的生活水平不断提高的社会大环境下，人们的营养状况、健康状况已不是简单概念上的营养缺乏，而是严重的营养不均衡，是脂肪、蛋白质、碳水化合物类宏量营养物质过量，维生素、矿物质、氨基酸等微量营养物质不足的问题。

蛋白质有动物性蛋白和植物性蛋白之分，摄入体内后会产生两种不同的代谢反应。动物性蛋白（包括牛奶及乳制品）摄入体内，在消化过程中会产生酸性代谢物，过量的代谢酸迫使身体从骨骼中抽取钙来中和平衡。医学研究发现，动物性蛋白摄入较多的国家也是骨质疏松症较多的国家，美国（包括西欧）50 岁以上女性的髋部骨折发生率居世界前列。植物性蛋白在消化过程中不引起体内这种酸化，是产生碱性代谢物的食物。所以,低蛋白的概念是要人们通过合理膳食,少食动物性蛋白,实现体内营养均衡。坎贝尔教授研究认为,最优质的蛋白来自大豆和小麦。朋友们可以从表 10.4 和表 10.5 及各种营养资料中查得各类食物的蛋白质含量,来恰当地选择调整自己的食物结构。

高纤维

纤维素一般都存在于各类植物性食物中,所有的动物性食物里基本都没有纤维素。医学认为,高纤维食物摄入后一般在肠道内不会超过一天时间就会排出体外,减少结肠黏膜与粪便中所含致癌物的接触机会。医学研究发现,高纤维膳食地区的人群结肠癌发病率低,反之则高。

动物性食物因不含纤维素,且较难消化,在肠道中滞留的时间有时会长达数天,食物在肠道内腐坏产生毒素、滋生病菌,对身体造成的危害不言而喻。

纤维素分两类:一类是可溶性纤维,如果蔬中的果胶、树胶、植物胶等;另一类是不可溶性纤维,包括纤维素(麦麸、米糠等)、半纤维素(全谷)、木质素(水果、蔬菜、谷物)。两种纤维素都对健康和预防肿瘤有益。其中,木质素能破坏癌遗传基因的脱氧核糖核酸,使癌细胞死亡,使免疫系统活性增强。

膳食中纤维量要搭配得当,食用高纤维素食物首先要观察肠胃是否能接受,过量也会影响热能的吸收,影响锌、铁、钙在血液中的浓度,对身体不利。不过,现在普遍是膳食中的纤维素摄入不足。

2)对荤素食的新认识

如何正确认识素食,合理选择搭配荤素食物,这是人们普遍关注的饮食问题。本章上文中已对动物性食物和植物性食物(荤素食)真正的营养价值作了认真分析,这里提供中国营养学会编撰的《中国营养师·培训教材》中,选摘的部分常用动植物食物营养素含量比较表(见表 10.4、表 10.5)、《中国健康调查报告》中植物与动物膳食营养比较表(见表 10.6),让朋友们对荤素食物的营养结构有进一步的认识,走出饮食误区,坚定合理饮食对疾病康复的积极作用,我们已从多年的调理中颇为受益。

表 10.4　动物性食物营养素含量比较表　　　　　　　（每 100 g ）

食物名称	蛋白质（ g ）	脂肪（ g ）	膳食纤维（ g ）	碳水化合物（ g ）	胡萝卜素（ μg ）	维生素 A（ μg ）	维生素 B$_1$（ mg ）	维生素 B$_2$（ mg ）	维生素 C（ mg ）	钙（ mg ）	镁（ mg ）	铁（ mg ）	磷（ mg ）
鸡肉	19.3	9.4				48	0.05	0.09		9	19	1.4	156
鸭肉	15.5	19.7				52	0.08	0.22		6	14	2.2	122
乌贼鱼	17.4	1.6				35	0.01	0.04		11	42	0.3	99
鱿鱼	17	0.8				16		0.03		43	61	0.5	60
牛奶	3.7	3.2		3.4		24	0.03	0.14	1	104	11	0.3	73
酸乳	2.5	2.7		9.3		26	0.03	0.15	1	118	12	0.4	85
猪肉	13.2	37				18	0.22	0.16		6	16	1.6	162
牛肉	19.9	4.2				7	0.04	0.14		23	20	3.3	168
羊肉	19	14.4				22	0.05	0.14		6	20	2.3	146
鸡蛋黄	15.2	28.2		3.4		438	0.33	0.29		112	41	6.5	240
鸡蛋白	11.6	0.1		3.1			0.04	0.31		9	15	1.6	18

——摘自中国营养学会编撰、人民卫生出版社出版《中国营养师·培训教材》(第 1 版)

表 10.5　植物性食物营养素含量比较表　　　　　　　（每 100 g ）

食物名称	蛋白质（ g ）	脂肪（ g ）	膳食纤维（ g ）	碳水化合物（ g ）	胡萝卜素（ μg ）	维生素 A（ μg ）	维生素 B$_1$（ mg ）	维生素 B$_2$（ mg ）	维生素 C（ mg ）	钙（ mg ）	镁（ mg ）	铁（ mg ）	磷（ mg ）
冬瓜	0.4	0.2	0.7	2.6	80	13		0.01	18	19	8	0.2	12
南瓜	0.7	0.1	0.8	5.3	890	148	0.03	0.04	8	16	8	0.4	24
茄子	1.0	0.2	1.3	4.9	50	8	0.05	0.04	5	24	13	0.5	2
西红柿	0.9	0.2	0.5	4	550	92		0.03	19	10	9	0.4	2
辣椒	1.3	0.4	3.2	8.9	1390	232		0.06	144	37	16	1.4	95
苹果	0.2	0.2	1.2	12.3	20	3		0.02	4	4	4	0.6	12
桃	0.9	0.1	1.3	10.9	20	3		0.03	7	6	7	0.8	20
橘	1	0.2	0.4	9.9	600	100		0.02	11	27	14	0.8	5
香蕉	1.4	0.2	1.2	20.8	60	10		0.04	8	7	43	0.4	28

食物名称	蛋白质（g）	脂肪（g）	膳食纤维（g）	碳水化合物（g）	胡萝卜素（μg）	维生素A（μg）	维生素B₁（mg）	维生素B₂（mg）	维生素C（mg）	钙（mg）	镁（mg）	铁（mg）	磷（mg）
干枣	3.2	0.5	6.2	61.6	10	2		0.16	14	64	36	2.3	51
豆浆	1.8	0.7	1.1	1.1	90	15	0.02	0.02		10	9	0.5	30
豆腐	12.6	4.8	0.5	2	30	5	0.05	0.03		138	63	2.5	158
扁豆	25.3	0.4	6.5	61.9	30	5	0.26	0.45		137	92	19.2	218
豌豆	20.3	1.1	10.4	65.8	250	42	0.49	0.14		97	118	4.9	259
芸豆	21.4	1.3	8.3	62.5	180	30	0.18	0.09		176	164	5.4	218
白菜	1.7	0.2	0.6	3.7	250	42		0.07	47	69	12	0.5	30
菠菜	2.6	0.3	1.7	4.5	2920	487		0.11	32	66	58	2.9	47
苋菜	2.8	0.4	1.8	5.9	1490	248		0.1	30	178	38	2.9	63
雪里红	2	0.4	1.6	4.7	310	52		0.11	31	230	24	3.2	47
白萝卜	0.9	0.1	1	5	20	3		0.03	21	36	16	0.5	26
胡萝卜	1	0.2	1.1	8.8	4130	688		0.03	13	32	14	1	27
山药	1.9	0.2	0.8	12.4	20	3		0.02	5	16	20	0.3	34
大蒜	4.5	0.2	1.1	27.6	30	5		0.06	7	39	21	1.2	117
藕	1.9	0.2	1.2	16.4	20	3		0.03	44	39	19	1.4	58
蘑菇	21	1.4	21	31.7	1640	273	0.1	1.1	5	127	94	51.2	357
黑木耳	12.1	0.2	29.9	35.7	100	3 mg	0.17	0.44	1	247	57	97.4	12
香菇	20	1.8	31.6	30.1	20	3	0.19	1.26	5	83	147	10.5	258
海带	1.8	0.1	6.1	17.3	240	40 mg	0.01	0.1		348	129	4.7	52
紫菜	26.7	1.1	21.6	22.5	1370	228	0.27	1.02	2	264	105	54.9	350
稻米	7.4	0.8	0.7	77.9	0.6		0.11	0.05		13	34	2.3	110
黄玉米	8.1	3.3	5.6	75.2	400	70	0.26	0.09		22	84	3.2	196
小麦	11.9	1.3	10.8	75.2	1.60		0.4	0.1		34	4	5.1	325
荞麦	9.3	2.3	6.5	73	2.40	3	0.28	0.16		47	258	6.2	297

——摘自中国营养学会编撰、人民卫生出版社出版《中国营养师·培训教材》（第1版）

表 10.6　植物与动物营养膳食比较

营养素	植物性食物 *	动物性食物 **
胆固醇（mg）	--------------------	137
脂肪（g）	4	36
蛋白质（g）	33	34
β 胡萝卜素（mg）	29.919	17
膳食纤维（g）	31	--------------------
叶酸（mg）	1.168	4
维生素 C（mg）	293	4
维生素 E（mg）	11	0.5
铁（mg）	20	2
镁（mg）	548	51
钙（mg）	545	252

注：*500 卡等量：→马铃薯、菠菜、利马豆、豌豆、西红柿；

　　**500 卡等量：→牛肉、猪肉、鸡肉、全脂奶粉。

——摘自《中国健康调查报告》

对表 10.4 ～表 10.6 中的数据进行分析比较，可以很清楚地看出，合理选择搭配，素食营养不会差于荤食，而且避开了动物性食物的毒素对人体的危害。

这里选摘几份有关机构和专家对素食的观点：

在本世纪初，美国"责任医药内科委员会"的 3 000 名医师，对各种慢性疾病和肿瘤疾病一直居高不下的严重社会问题，联合签署了一份饮食报告："人类只要吃水果类、豆类、蔬菜类、五谷类这四类食物，就可以活得很健康。"

坎贝尔教授说："现在全球科学家基本公认，以植物性食物为主的东方饮食结构更加有益于健康。"

世界癌症研究基金会和美国癌症研究中心报告说："几乎在癌症发展的每一个阶段，都可以从水果和蔬菜中找到一种或多种物质，来减缓甚至逆转其恶性发展。"

美国医学研究中心研究发现，食用黄色或绿色蔬菜可以使肿瘤发病率下降20%。

　　这里再介绍一份令人振奋的素食抗癌的信息。美国国家卫生研究院防癌研究所副研究员赖基铭研究认为："在蔬菜水果中含有很多 Phytochemicals（植物性食物中的化学成分），可以通过各种分子靶点的生物效应，来防癌和抑制癌细胞的生长，Phytochemicals 可以防止癌症的进展都是在细胞数很小的时候，一般肿瘤在 0.5 厘米以下（这正是谨防肿瘤复发的最关键阶段），太大的肿瘤会失去防治效果。"这一信息让我们找到了饮食能抑癌的医学依据，能令每一位经过了规范治疗进入康复期的患者，坚定饮食调理的信心。

　　伟大的革命先驱孙中山先生在 80 年前所著的《孙文学说》中对中国传统素食的评价为：

　　"夫中国食品之发明，如古所称之八珍，非日用寻常所需，固无论矣，即如金针、木耳、豆腐、豆芽等日用寻常之品，实为素食之良者。"

　　"我中国近代文明进步，事事皆落人之后，惟有饮食一道之进步，至今尚文明各国所不及。"

　　通过以上大量信息和对食物营养结构的了解，我们已真正认识到，合理搭配以素食为主的饮食结构是不会造成营养不良的，是为了拒绝疾病拥有健康，是疾病康复的重要内容。下面是我们已坚持数年的健康早餐（见图 10.11），选料时坚持当地、应季、原形，要见形知性，随季节调整。再配以适量果蔬汁、杂粮稀饭或有机面条等，营养全面合理。

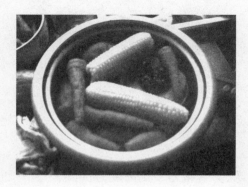 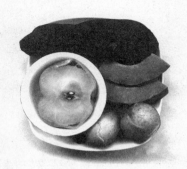

图 10.11

　　这里向朋友们介绍一种自培无污染绿豆芽的方法。绿豆芽是一种传统的营养十分丰富的素食，自古绿豆有"济世之谷"之称，有解百毒之功。最初我们为自培无污染的有机豆芽,曾买过一台自动豆芽机,使用效果很好,不时能为膳食增添一道无污染的有机素食,几年来一直使用。最近我又尝试用避光容器培育绿豆芽获得成功(见图10.12),这种方法不需要有电源、自来水、下水道的环境,每一个家庭都能很方便地培育成功,只要40g绿豆、200ml水,就可培育出约200克左右长势很正常的有机绿豆芽(一小盆量),4天就能培育成功(视气温),用四只小盆循环就可每天食用,无任何污染,250ml水仅用于每天早晚的两次微量喷淋(三次更好,28℃左右气温长势最好),保证豆芽生长所需的水分就行,由绿豆自身提供养分,这是目前每个家庭在膳食中都可增添的一道无污染有机素食。

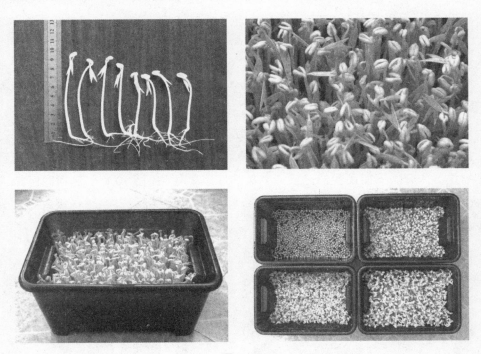

图 10.12

3)对红薯的认识和体验

医学界对薯类食物如红薯、白薯、山药、马铃薯给予了高度评价,认为是有利健康的食物。它们具有"三吸收"的功效:能吸收水分,吸收脂肪、糖类,吸收毒素。吸收水分,润滑肠道,不易得直肠、结肠癌;吸收脂肪、糖类,不易得糖尿病;吸收毒素,不易发生胃肠道炎症。中医认为薯类食物能促进通便排毒,起到减少体内垃圾、毒素积存的作用。《本草纲目》《本草纲目拾遗》等古代医书中都记载红薯有"补虚乏，益气力，健脾胃，强肾阴"的功效。我国医学工作者曾对广西西部的百岁老人之乡进行调查后发现，此地的长寿老人有一个共同的特点，就是习惯每日食红薯，甚至将其作为主食。红薯含有膳食纤维、胡萝卜素、维生素（A、B、C、E）以及钾、铁、铜、硒、钙等 10 余种微量元素，营养价值很高，被营养学家们称为营养最均衡的保健食品。中国全国中医肿瘤医疗中心副主任林洪生教授研究认为，红薯不仅营养丰富，而且居于抗癌食物的首位。日本医学界通过对 26 万人的饮食调查发现，红薯的抑癌作用是所有蔬菜中最高的，其中熟红薯的抑癌率高于生红薯。

美国费城医院从红薯中提取出一种活性物质——去雄甾酮，它能有效地抑制结肠癌和乳腺癌的发生。还有一所美国大学研究发现，红薯中有一种叫脱氢表雄酮的物质，对防治癌症有一定的效果。美国生物学家研究发现，红薯中含有一种 DHFA 的化学物质，有抗结肠癌和乳腺癌的作用。

不过食用红薯要注意：要蒸熟煮透，因为红薯中淀粉的细胞膜不经高温破坏，难以消化，有人食用红薯过量或不合理时，会引起腹胀、烧心、泛酸、胃疼等。如中医诊断为湿阻脾胃、气滞食积体质者应慎食。

我们通过对红薯充分认识后，多年来我陪着夫人经历了亲身体验，已经将红薯列入了主食结构，作为每天杂粮早餐（蒸食）中的主要部分，每人每天保持在 200 克左右，除季节因素用马铃薯替代外，多年来从不间断，口感尚优的还可作为水果盆中的成员，这是我们几年来饮食结构中试行营养与抑癌并举的一项重大调整，是五年康复的一项重要措施。

4）正确认识牛奶乳制品

这是又一个受人们普遍关注又颇有争议的问题。媒体的宣传、专家的解答，有的也是各执一词，有点让人无所适从，有的是从理论角度，有的是从营养角度，有的带有商业导向，有的为维护企业利益。在这里不作评论，仅交流一点本人收集到的有关信息。

美国著名医学教授新谷宏实（美籍日本人）经过四十多年的行医实践，以医疗实证为依据，充分证明牛奶会导致乳腺癌。他发现每一例（美国）乳腺癌患者都是爱喝牛奶的女人。他在《不生病的生活》一书中告诉人们，他的法宝就是在患者做了肿瘤切除术之后，至少五年禁食牛奶和肉鱼蛋。

英国地质化学家普兰特 50 岁的时候患乳腺癌,她靠自己拯救自己,戒掉了每天必吃的两盒酸奶。她通过深入研究得出结论:牛奶中的 IGF-1(类胰岛素一号增长因子)能导致女性易患乳腺癌,男性易患前列腺癌。IGF-1 是牛奶中本身含有的致癌激素,但是在以前自然产出的牛奶中含量较低。自从人们用激素催发母牛大量产奶,牛奶中的 IGF-1 含量就增加了数倍至数十倍,牛奶致癌的危险当然就很厉害了。

纽约大学医学院内分泌学家大卫·克莱因伯格指出:在乳腺组织中,IGF-1 可以完全替代生长激素,在没有外在因素的情况下触发细胞生长。

2004 年 10 月《国际骨质疏松》杂志,报道世界卫生组织的医学研究认为:要减低骨质疏松、髋骨骨折或前臂骨折等危险,请不要吃奶制品。

2004 年 10 月《新英格兰医学》杂志,报道丹麦研究人员的一项研究报告:近50 年来全世界乳腺癌发病率的大幅提高,与人们饮食结构中牛奶制品消费增加密切相关。

人们普遍接受牛奶,主要是认为它有丰富的营养,其中主要是蛋白质和钙,从表 10.4、表 10.5 可知牛奶中蛋白质和钙的含量并不及很多植物性食物:牛奶蛋白质仅为 3.7%,而小麦为 11.9%、豆腐为 12.6%、黑木耳为 12.1%,都是牛奶的 3 倍以上,豆类等则更高。市场上有一种价格数倍于奶粉的听装蛋白粉,是西方人满足人的崇洋心理,改头换面巧妙包装,是一种暴利的营销战略,实际就是大豆粉。植物蛋白较动物蛋白更对健康有益,钙含量每百克牛奶中含 104 mg、酸奶 118 mg、白菜为 69 mg、燕麦片 186 mg、豆腐为 164 mg、扁豆为 137 mg、大豆 191 mg、黑大豆224 mg、黑芝麻 780 mg、黑木耳为 247 mg、海带为 348 mg,而且牛奶中 80% 是身体不能吸收的酪蛋白,因此只要能正常进食,保持食物结构均衡,不会因不喝牛奶而造成营养不良或身体缺钙。

我们的亲身体会:夫人患病后,我认为还是避开争端避免风险为好,与夫人一道停服了牛奶(逐步接受素食)。夫人病后我的体重曾一下由原标准值的上限跌破了下限,一年后逐步恢复,几年来现一直在标准值的中值,且没有营养不良及缺钙的现象。夫人几年来也一直保持在标准体重范围内,原有的腰痛感近两年也明显好转。可以认为停服牛奶没有出现营养不良和缺钙现象。

3. 中国人传统的饮食宜忌

这里再与朋友们交流一点中国人传统的饮食宜忌,这是几千年来亿万民众经历了无数次的亲身生活实践,历代医家经过长期的医疗临床实践逐渐总结发展而形成的,它积累了许许多多医药学家、养生学家、儒家、道家、佛家以及广大民众的宝贵经验,是中国传统中医理论中一个十分重要的部分。唐代名医孙思邈指出"安生之本,必资于食,不知食宜,不足以存生"。中国传统医学理论,以阐述食物本身所具有的四气五味特性而总结出了食物宜忌原则,并阐述了食物的四气五味与人体五脏六腑的关系和影响。古代名医张仲景指出"饮食之味,有与病相宜,有与病相害,若得宜则益体,害则成疾",这一医学理论比现代营养学对食物营养分类及与身体的关系要精深得多。

所谓四气或称四性,即食物的寒性、凉性、温性和热性,连同不寒不热的平性,现一般分为五性。有关食物温凉属性的资料较多,属性的归类可能会有差异,懂得食物之性,能很好地指导人们在食物的烹饪中注意合理搭配、调整平衡。

所谓五味,是指食物的辛、甘、酸、苦、咸五味。实际上还有淡味、涩味,习惯上把淡味附于甘,把涩味附于咸,不同的味有不同的作用和功效。食物之五味与人体的五脏有着密切的关系,五味所入:酸入肝,辛入肺,苦入心,咸入肾,甘入脾。五味入于口,各有所走,各有所病。肝病禁辛,心病禁咸,脾病禁酸,肾病禁甘,肺病禁苦。五脏有病之时,应适当调整饮食五味。五味调和,脏腑收益,人体健康,五味偏嗜,或不遵宜忌,将导致五脏失调,形成疾病。

另外,在人们的饮食中普遍还有着"发物"的说法,但大部分人是知其然不知其所以然。而中医理论认为,所谓发物,是指动风生痰,发毒助火助邪之食物,它容易诱发旧病,加重新病。发物的范围很广,有的也许有些扩大化,民间有不少文献资料有所记载,中国传统饮食宜忌书中有一些具体的分类归纳,朋友们可以查阅增加这方面的了解,具体应用应因人、因时、因地适度把握。发物之所以会导致旧病复发或加重病情,有专家认为有三种可能:一是动物性食物中含有某些激素(现在很多禽畜在饲养过程中还人为加入多种激素类物质),会促进人体内的某些机能亢进或代谢紊乱;二是某些食物所含异性蛋白会成为过敏源,引起变态反应性疾病复发;三是一些刺激性较强的食物,如酒、葱、蒜等辛辣刺激性食物对炎性感染病灶极易引起炎症扩散,疔毒走黄。这就是中医所说热症实症忌吃辛辣刺激性食物的道理。总体讲,目前医学提倡"清淡食品"的说法,是避其发物的一个总体概念,具体内涵医生不可能讲得过细,要深入了解只有靠我们自己,一是有所知,二是因人、因时、因地各自体验把握。

由此可知,认识、把握饮食营养中的食物宜忌,对癌症患者的康复非常重要。

这里向朋友们推荐一本由南京中医药大学陈亦人教授作序,王焕华、倪惠珠两位中医专家编著的《中国传统饮食宜忌全书》,这是一本较好的生活工具书,推荐朋友们将该书放在餐桌或厨房,随时翻阅,而不要放在书房里、书架上。该书收集总结了我国古今医家、养生学家根据中国传统食医理论,针对不同季节、不同体质、不同病症的人群对一日三餐中所涉及的"谷肉果菜"等的饮食宜忌,充分体现了祖国医药学的食疗食养思想,是一本较为全面的、普及实用的家庭生活工具书。如要对更广泛的饮食加深了解和研究,还可查阅明代名医李时珍的《本草纲目》全书,该书中首先对各种食物的温凉属性作了明确的定性。这是饮食配伍中首先要清楚的常识,也是现代人普遍缺乏认识的问题,对肿瘤病人康复期的饮食营养的调整搭配就更为重要。

4. 有利康复的饮用水

水在人体内的重要作用,一般人都已有所认知,它能帮助食物的消化吸收、输送营养物、排泄废物、维持正常体温,而且是影响细胞环境的重要因素。美国医学家达玛提狄恩发表一项研究报告认为:"正常细胞周围的水构造,水分子整齐地排列着,癌细胞周围的水构造,水分子却紊乱而不稳定。"日本林秀光博士认为:"改善水质能预防癌症。"对一个肿瘤患者来讲,饮用好水是维持好的生理环境最廉价的方法,因人们饮进体内的水,几乎全部要进入血液、脏器、机体中参与运化,水质的好坏直接影响到生理环境、细胞环境,对健康太重要了,是病体康复的重要基础。

这里建议朋友们不要将自来水直接作为饮用水和烹饪用水。世界卫生组织曾对世界很多地区的自来水进行过严格的检测,在自来水中共发现有害物质 700 多种,其中致癌物质有 20 种、促癌物质有 18 种。部分先进国家居民入户的水源分生活用水和饮用水,两种管道严格区分。国内城市自来水普遍都属于生活用水,不是饮用水执行标准,所以普遍采用氯气杀菌,氯气杀菌后形成的三氯甲烷,也是致癌物,进入血液中可能会带来新的致癌风险。更严重的是很多地区自来水源本身就存在严重的工业和农业污染,简陋的水处理工艺是不能清除有害物质的。我们发现一个远离城市没有工业,以农业渔业为主的农村乡镇,高龄人群中各种肿瘤疾病十分频发,我认为除其他生活因素外,与长期饮用不洁自来水形成体内毒素积累不无关系。

几年来因为我们对饮用水高度重视,进行过认真的分析,我们的选择对五年康复起到了有效的促进作用。现在我们的家庭水源有三种选择:一是未经净化加工的自然态水源"农夫山泉自然水",主要作为直接饮用和部分烹饪用水,最初接受了营养学家"生饮可保持水中氧气"的意见,直接生饮持续了一年多时间,也许对当时的疾病体质是有利的,后因胃部久受寒凉突发胃痉挛,而改为温热后饮用,每次细口慢饮约 200 mg,每天 1 200 ~ 1 500 mg,这样有利于肠胃吸收。除此之外,我们还保持饮用一些应季的、未污染的果蔬汁,增加水分。二是饮用经多级净化的纯净水,用于煎制中药(中药材中微量元素可弥补水中不足)及部分烹饪用水。三是经广口容器放置一天后的自来水,使水中的有毒气体自然散发,作为厨房泡菜等辅助用水。对可乐、汽水、咖啡、牛奶、果汁等饮料我们是严格限制。有专家指出,特别是汽水和可乐等碳酸饮料中大都含有柠檬酸和大量甜味剂,在代谢中会加速钙的排泄,降低血液中钙的含量,长期饮用会导致缺钙,不利病体康复。

四、有利康复的烹饪新概念

烹饪是一项生活艺术,古今中外,各有特色,各有学问,有的注重感观刺激食欲,有的重视口感满足口欲,有的为机体需要利于健康。作为家有病患的主妇或丈夫,不论过去的烹饪观念、烹饪方式如何,现在都应建立新的有利健康、有利康复的烹饪新概念,在口欲与健康之间作一抉择。

烹饪新概念,除要注重如何荤素搭配、如何选择使用调味品,具体的是烹饪方式的改变,要避免煎、炸、烤、熏等高温烹饪法,采用蒸、煮、炖、煨等为主的低温烹饪法,尽量限制炒菜的比例。

1. 高温烹饪

高温烹饪方式都是为让食物,特别是鱼肉等动物性食物在高温高油的烹饪过程中,产生刺激人食欲的香味,满足人的口欲之需。现在通过科学检测,人们所嗅到的香味,一是来源于动物性食物中所含的胆固醇,二是食物在高温高油的烹饪过程中产生的有害物质。富含不饱和脂肪酸的大部分植物油,油温升至 130℃时氧化物就开始分解,形成多种化合物,变成了饱和脂肪酸;超过沸点约 225℃时(不同油品略有不同)会产生复杂的化学变化,产生醛、酮、低脂肪酸、丙烯酰胺等氧化有害物质,有的甚至是致癌物质;特别是鱼肉等在高温烹饪过程中出现烧焦的现象、嗅到香味或焦味、炒锅需用钢球擦洗,说明油温已远远超过了沸点,油中分解出的有害物质会进入到食物中,而且鱼肉蛋白质中的氨基酸也开始分解,产生如色氨酸-p等杂环胺类强致癌物质。问题非常严重,有关报道很多,女性朋友一定要认识到这种危害,逐步改变烹饪习惯(有的家庭主妇很难接受),如再不节制用油量就更可怕了。有一位患肺癌已去世的主妇,他们家过去的烹饪观念就是"油多不坏菜"。

2. 低温烹饪

低温烹饪方式基本可以使油的温度保持在130℃以下,不会发生氧化反应,这样虽缺少点诱人的香味,却能较好地保持食物原有的本味和营养成分,保持机体和健康所需要的营养素。我们现在的膳食均以蒸、煮、炖、煨等为主,减少炒菜,炒菜时菜和油同时下锅,并保持炒锅内有适量水分,这样油温就不会超过130℃,就不会发生氧化反应,菜炒好后浇上少许麻油同样能增加风味。现在不少城市都在推行素食馆、烫菜馆、火锅店等,韩式料理也渐渐进入人们的视野,这些都是健康的低温烹饪方式日益被人们接受的体现。

下面是2003年11月的《食品与农业科学杂志》刊登的一项研究,当时曾引起社会的轰动,因为这项研究发现了各种烹饪方式对食物营养物质的破坏,特别是普遍被人接受的新的微波烹饪方式,对食物营养物质的丢失最为严重,令人震惊。研究人员把两茶杯椰菜和10汤匙水用蒸、高压锅炖、煮和微波炉四种方法来烹饪,然后比较不同方法烹饪后蔬菜中的类黄酮含量。类黄酮是广泛分布在蔬菜、水果中的一类具有抗氧化作用的物质,它可以降低人们患心脏病、中风和某些癌症的危险。研究结果是:蒸的椰菜类黄酮的损失率是11%,高压锅做的椰菜类黄酮的损失率是53%,煮的椰菜类黄酮损失率是81%,用微波炉烹饪的椰菜类黄酮的损失率最高,达到97%。

任何一种烹饪加热都会使食物中的营养物质受到不同程度损失,特别是使食物中的维生素含量降低,所以有的营养学家还提倡在可能的情况下,有些食物应尽量生食(有理论依据的植物性食物,水果就是生食的植物性食物),不过这种符合营养学的健康饮食方式,要在人们接受了健康的饮食观念以后,还要因人而异,根据各人的体质、脾胃功能进行尝试,不可盲目生搬硬套。我们在有充分理论依据的前提下,经近一年的尝试,生饮马铃薯汁初步获得成功,已感到从中受益,当然还需要继续体验总结。

五、有利康复的厨房新概念

厨房新概念是改变生活，接受饮食新概念的基础，不论是配合新居装饰，还是在原有旧居的基础上改造，都是十分必要的，是适应以蒸、煮、炖为主，以炒为辅的低温烹饪所需要的。我们的具体做法是：

1. 合理组配厨用电器

以科技发展引领时代潮流的家庭电气化，也带动了厨房用品的电气化，特别是近 30 年来，数不胜数的厨用电器产品层出不穷，刺激了人们的消费观念，构成了家庭实现现代化的一个亮点。同时厨房用品的电气化，也促使人们烹饪方式和饮食观念的改变，使人们前所未有地享受到了饮食带给人们的极大满足。因我从事科技工作，对家庭电气化一直十分关注，并研制开发过不少电子电器产品，畅想过家庭电气化的美好前景。但就是人们尽情享受家庭电气化带给人们极大满足的 30 年，却是人类肿瘤疾病和多种慢性疾病急速猛增的 30 年，对此科学家们从不同角度提出过不少质疑。在这里我们也有必要用冷静的头脑，从健康的角度来作一些反思，对厨用电器产品进行一些必要的改革和重新组配。图 10.13 是我家改革后的一侧厨台。自左向右是：小区自灌式纯净水、果蔬机（第八章中已介绍）、农夫山泉天然水、杂粮罐、有机大米、机械式厨用秤、0.5 L 煨炖锅、1 L 煨炖锅，上方墙壁为两只便插式定时器。下面对一些常用厨房电器谈一点个人观点。

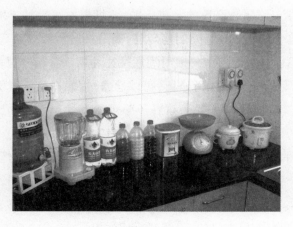

图 10.13

微波炉 微波炉普及到家庭大概已有 20 多年历史,我们早在 90 年代初就最先使用了,便捷的性能确实给生活带来不少方便。在人们纷纷将微波炉作为厨房的标志性配置请入家庭时,专家们却纷纷对微波炉的辐射污染、对食物营养成分的破坏提出不少质疑,同时也有专家在极力解释,不过消费者需要的不是某位知名专家的解释,而是需要具有说服力的科学数据。关于电器的辐射污染,在早期使用微波炉时,我也曾见到过一些报道,但因没有检测手段,似是而非,未引起足够重视。夫人患病后我对此进行了认真反思,并用新的电子技术制做了一台高灵敏的电磁波测试仪,对家中的所有电器特别是微波炉进行了认真测试(本章第一节中作了介绍),结果令我大为震惊,随即对家中的所有电子电器进行了重大调整,首先是将微波炉清理了出去,其简捷的加热功能完全可以合理采用其他厨具替代。

油烟机 油烟机是一个没有被人们充分认识的厨房隐形杀手,而且非常无奈,这主要有三个方面:

1)辐射污染 有专家报道过油烟机的电磁辐射是所有电器中最严重的,我通过检测,虽然不是如此,但是确实存在,问题是人们在炉台前烹饪时,与油烟机是近距离接触,从这一点上讲,对人的辐射必然是严重的。

2)噪音污染 现在商家对油烟机的改型换代不是以抽排效果为目的,而是在外型款式上不断出新,讲究气派,打造卖点,特别是平板式油烟机,更是不符合抽油烟的机理,有的为解决样式出新与功能下降的矛盾,以加大风机功率来弥补,但这又增大了噪音污染,在其他条件相当的情况下,功率与噪音是成正比的。

3)油烟污染 这是最严重的污染问题,油烟机本来是抽排油烟的,而实际却成了油烟杀手,这个杀手不是指对厨房环境,而是指对掌勺的家庭主妇。油烟是强致癌物质,油烟机前开关面板上一段时间后往往油垢都会较严重,烹饪时主妇的鼻腔正是与前开关面板处于最相近位置,可以想象,主妇在烹饪时吸入肺中的油烟,也就像开关面板上油污一样严重。现在不吸烟的女性患肺癌的比例超过男性,而且逐年大幅上升,这很大程度与油烟机的污染有关。

针对油烟机的严重污染问题,目前尚无根本解决办法,因油烟机已作为厨房的必备厨具,在任一款装饰方案中都是不可缺少的。在这种无奈情况下,应对的办法只能是:

(1)以抽排油烟效果为目的,尽量选择相适机型。

（2）尽量降低安装高度,抽排效果与安装高度成反比,一般安装高度（前底边与灶面）约为70厘米,在不影响烹饪视线的前提下,可根据掌勺人身高尽量降低这个高度。

（3）接受低温烹饪新概念,尽量减少炒菜的品种,减少用油量,坚决避免采用煎、炸、烤等高温烹饪法,尽量减少油烟机的使用频率。

（4）在厨房通外的适当位置加装一对外排风扇,因性能再好的油烟机仍会有一定量的油烟弥散在厨房空气中,这对主妇的肺同样也构成危害,有的还会随风飘向客厅、卧房,时间一长就暴露出这个问题。

煎药壶　煎药壶应新增为厨房中的必备用品（见图10.14）。不论是否家有病人,从中医养生角度,人到中年后都应适当接受阶段性的中医药汤剂调理,这是应对当今社会环境和压力的有效方法。而接受中医药汤剂的最大障碍就是在家中煎制的难度,我们的一段经历在第七章中已作过介绍,我们选用的文新牌煎药壶,虽然没有洋电器的感观,却是人性化的实用产品,具有定时、换挡（变温）功能,符合煎制汤剂的用火要求,很好地解决了在家中煎制中药的难度,使用多年效果很好。煎药壶的加热平台还可配合平底汤锅,很方便地限时加热食物,替代了微波炉加热便捷的功能,因此煎药壶首先应视为是肿瘤患者厨房中的必备用品。

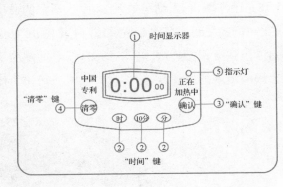
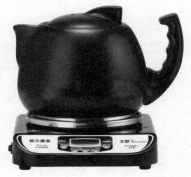

图 10.14

定时器　定时器是一款非常适合每个家庭、厨房使用的简便家电控制器（见图10.15）,能给人们的生活带来很多方便。定时器有机械式、电子式,有便插式、固定式。现在对家电的控制发展到可通过电脑、网络来设置程序,通过手机遥控来控制家用电器的技术,但实际对家用电器的控制根本没有必要动用高科技,电子式也过于繁琐。众比分析，还是便插机械式最为简便实用可靠，可随时直观地设置程序。我们已使用几十年，各种类型都比较分析过，现在选定的是"科德牌 TW-A06 型"便插机械式定时器，可在 24 小时内任意设置多挡开启、关闭任一电器，最小分时挡为 15 分钟，基本能适应各种家用电器的使用要求。除能随意控制电饭煲、煨炖锅等厨用电器外，还可对热水器、小厨宝、饮水机、电热毯进行定时控制，对花圃、菜地进行定时

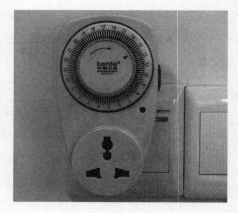

图 10.15

浇灌，楼道灯定时开闭，电动车、手机定时充电……基本能用于各种电器，还是峰谷电的节电好帮手。我们几年来蒸煮杂粮早餐，都是应时应需第一天晚上按要求组配好，早晨到时就可用餐；厨房水槽、卫生间洗面台下的小厨宝（上出水）配上定时器，每天起床后、下班后龙头即可供热水，上班后、睡觉后小厨宝即自动关闭电源，极大方便了生活。

煨炖炉　也有称焖烧锅，每个家庭都应作为必备厨具，有用电型和不用电型，有自配内锅和不配内锅型，有小到 0.5 升的迷你型，有大到可放入 24 厘米汤锅的通用型，各有特色。我们使用过多款，现在组配的是三省牌 S-2 型煨炖炉（见图 10.16），仅 90 瓦功率，可自配 24 厘米以下的任一款汤锅，煮、煨、炖、熬均可，很好地解决了我们煮杂粮饭、杂粮粥的难题。用它煨炖煲汤能原汁原味，不放内锅时还可作为低温烘箱使用，虽其貌不扬，体积较大，但实用性普遍受到好评。如厨房空间不允许，也可在厨台上配置一只 1 L 小型煨炖锅，煲汤滋养身体也是很实用的。

果蔬净化机　为了配合饮食结构调整，家中配备一台果蔬净化机是很有必要的，主要是清除果蔬表面农药残留。我们选用的美的牌 FY08JS-B（GZ）果蔬净化机（见图 10.17），是早期负离子发生器、

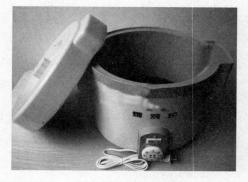

图 10.16

果蔬清洗机功能合二为一的产品,具有浸泡、清洗、负离子(臭氧)消毒三项功能。是否能达到产品介绍中的消毒效果,我想在没有其他更有效的方法前,它应是明智的选择。安放净化机需要有水源和下水道,如厨房空间不允许,可放在具备条件的阳台等处。

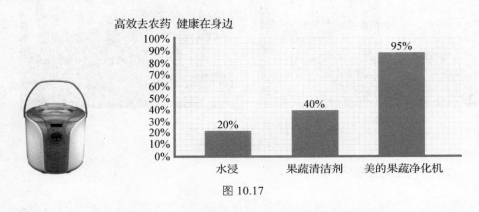

高效去农药 健康在身边

图 10.17

　　厨用电器一直是商家极力以新技术为卖点争夺的领域,产品不断更新换代。事实上很多新技术必须要经历时间的检验,前几年热炒一时的无油烟炒锅,令不少追求新潮人的青睐,实际是通过超厚的铝质锅体,将锅底的高温迅速传导开,使油温不致过高。普通炒锅只要选择适当的炉火,或采用下文介绍的低温烹饪法,也能取得同样效果。无油烟炒锅内为不粘涂层,不粘涂层国外有争议,高温下会释放出有毒物质(各种不粘锅存在同样问题),如长期使用涂层磨损铝质锅体暴露,还会释放出铝化合物,带来新的危害。同时无油烟炒锅的锅体太重,长期使用易造成腕关节损伤。烹饪食物本是一项简单的厨艺,没必要过多地追赶新潮,更不能用我们的健康来做尝试,因此要用饮食新概念来适当调整原有的厨用电器。

　　2. 增设窗外推拉平台

　　这是无奈之举。因家居环境所限,最初每早在厨房内蒸红薯杂粮,每次要产生约 500 ml 蒸汽量,每天煎制中药要产生约 1 000 ml 蒸汽量,这是很麻烦的问题。厨房内满是蒸汽,油烟机也不能解决问题,后将电饭煲、煎药壶移到阳台,时间不长,阳台顶面、墙壁的瓷涂全部脱落了。无奈之下突发奇想,在厨房通明的窗外铁栏内安置上轨道平台,将电饭煲、煎药壶安置在窗外铁栏内,电饭煲、煎药壶随平台像抽屉一样拉进推出,效果十分理想,很好地解决了蒸煮杂粮、煎制中药时产生大量蒸汽的问题,而且为寸金之地的厨房节省了有效台面(见图10.18)。现大城市高层住宅是发展趋势,朋友们可因地制宜,也许有更好的解决蒸汽弥漫的办法。

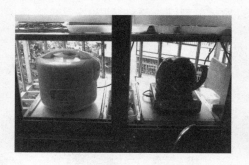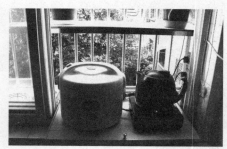

图 10.18

六、有利康复的有氧运动

生命在于运动,这已被大量医学实验所证明,但作为康复期的病人应注意的是要量力而行,适度为好,保持在有氧运动状态,更要重视吸入空气的质量。

1. 呼吸自然空气

呼吸是生命的基本需要,对康复期的病人来讲,重要的是要提高呼吸的"质"与"量"。

通过尽可能多地吸入自然清新(优质)的空气,提高血液中氧气的含量,增强免疫系统抗击癌细胞的能力。医学研究证明,癌细胞具有厌氧的特性,正常细胞在缺氧的环境中活力不足,而癌细胞在缺氧的环境中却活力旺盛,肿瘤的形成与体内缺氧有很大关系。

改善吸入空气的"质",增加吸入空气的"量",是一项十分有利于康复的生活细节,是不需增加生活成本的康复方法,比采用吸氧机有更现实的意义。

改善吸入空气的"质",这与居住地的户外环境和居室内环境有直接关系。人类文明的进步,使我们吸入体内的空气遭到了严重污染,特别是工业区和城市中心区的户外环境。这里向朋友们介绍一种通过观察花木检测空气质量的方法。本人经长期观察发现一种能检测户外环境空气质量的绿化植物"海桐",海桐是景区、路边、小区等绿化环境中很常见的一种植物。图10.19(a)是在绿化景区内的海桐,新芽生长非常自然旺盛;图10.19(b)是在交通繁忙的路边道口,因车辆大量的尾气对空气造成污染,新芽全部卷曲萎缩。园艺师介绍海桐是一种对空气污染十分敏感的花木,有很好的空气净化作用,只可惜现在空气污染太严重,海桐的空气净化作用已微不足道了。不过作为一种检测户外空气污染状况、反映空气质量的方法,却很有现实意义。在选择居住地、活动环境、工作环境时留意周围绿化植物的长势,就像某些动物能预知地震一样,植物也能敏感地向人们传递空气受污染的讯号。

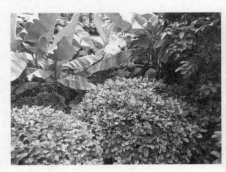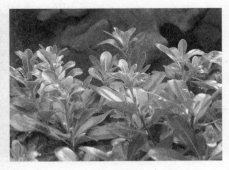

（a）

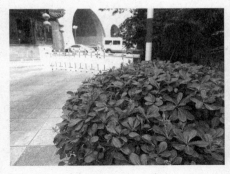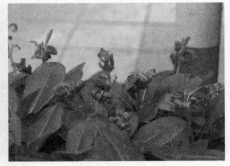

（b）

图 10.19

除此之外,户内环境因现代化的密闭式工作环境、生活环境,加之来自装饰、生活、电子化办公的污染,对健康的危害更加严重。有科学家做过动物试验,将两条狗关在 $1 \ m^3$ 的封闭环境中生活,只留一个 1 厘米的通气孔。半年后解剖发现,两条狗机体组织和内脏器官的生理状态都严重退化,功能反应都明显迟钝,证明相对密闭的户内环境氧气严重缺乏,不利生命的生存。

增加吸入空气的"量",这主要是指呼吸的方式。人正常是胸式呼吸,一次大约可吸入 500 ml 空气,有时因思考问题或专注于一个事情,往往会不知不觉降低呼吸的频率,或仅是很浅表的呼吸,吸入空气的量会大大减少;有时情绪异常,憋着气几乎忘了呼吸,造成身体缺氧而出现胸闷、头晕等现象。改变这种供氧不足的状况,一是要精神放松,坦然面对生活;二是练习选择一种适合自己的深呼吸方式。医学试验认为一次深呼吸最多可吸入 2 500 ～ 3 000 ml 空气。深呼吸的方式有腹式呼吸、吸吸呼、唱歌、跑步、气功等。腹式呼吸可最大限度地增加吸入量,同时还能对脾胃肠等内脏器官有按摩作用,保护内脏;吸吸呼是两吸一呼的呼吸方式,较适合散步时配合进行;唱歌能自然增加肺活量,促进吐故纳新;跑步时能通过增加吸入量和呼吸频率,增加吸入空气的总量;气功是通过不同的气功运动方式,增加吸气和体内运气的深呼吸方式。

改善的办法:

（1）选择外部绿化环境较好的居住地,走近大自然,接收天地之气。

（2）增加户外活动时间,结合有氧运动,练习一种适合自己的深呼吸方式,巧用手机设置定时自动提醒,培养习惯,享受自然氧吧。

（3）接受科学健康的生活方式,家居尽量简装,居室保持良好的通风和光照,尽量减少空调、电视、电脑等电子电器的使用频率,减少在小汽车等密闭环境中停留的时间。

2. 散步

最有利于康复的有氧运动应首选散步运动。中国医学科学院肿瘤医院袁凤兰教授,对长期坚持慢跑可预防各种慢性病及癌症给予了肯定,不过她指导说:"早晨锻炼的时间不宜过早,最好是下午和傍晚时间最为适宜,对老年人和处于康复期的病人,可以根据自己的身体情况而定,每次坚持 20 分钟的散步就可以了。"北京市科学健身专家讲师团秘书长赵之心说:"现在得癌症的人太多了,慢跑是成本最低但效果最好的防癌方法。"跑步没有高难的技巧,也没有严格的场地限制,慢跑时人体会吸入比平常多几倍至几十倍的氧气,是一种很好的深呼吸方式,能大幅增加血氧浓度,提高人体免疫力,帮助人体抵御癌症的侵犯。如果有条件在空气质量较好的绿化景区、公园、海边等散步,健身效果会更好。

日本医学专家高桥健一编著的《图说人体结构》一书中,从人体生理结构角度讲述了运动促进血液流动的原理。人体的生理结构非常神妙,为促进离心脏较远的四肢静脉中的静脉血回流向心脏、促进生理运行,在四肢的静脉血管中有一种静脉瓣的结构,能在四肢特别是下肢运动时,随着大腿肌肉的收缩和舒张,瓣膜随之打开和关闭,构成肌肉泵运动原理(像水路中的二级增压泵一样),使静脉中的静脉血随着肢体运动的节律增压回流向心脏,促进血液循环(见图 10.20)。

实际中,足静脉瓣膜的作用机制

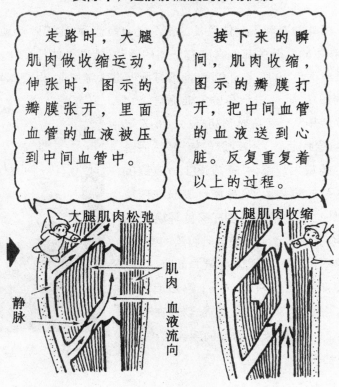

图 10.20

　　这告诉人们散步等人体四肢运动要有力度、有节律,要产生像肌肉泵促进血液循环的作用。从这个原理上讲,跑步要好于散步,散步要掌握正确的姿势。肿瘤患者可根据体质状况,适度加大脚下的力度,增加节律感,不要无规律的溜达,这样就能起到有氧运动的健身效果。

　　3. 打坐

　　这是我国自古以来就有的一种调养身心、祛病养生、锻炼内功的好方法。人通过打坐，能达到身心合一的境界，感受到天地之气，天人相应，使身体内环境得到很好的自我修整，对病体的康复十分有益。给我夫人看诊的 C 医生，体格健壮，每天医务异常繁忙，但都能始终保持有充沛的精力，除有十分科学的生活规律和养生方法外，他还长期坚持每天打坐一小时，练就内功。他建议我夫人也可以练习打坐的方法，对身体的康复会很有好处。

4. 跪拜

跪拜是一项非常有利于病体康复的全身性有氧运动，比下蹲运动有更好的健身效果，上下肢体的大节关都能得到有节律的活动，特别是体位变化，头部由站立时的高度降低到不足 30 厘米的高度，能很好地促进大脑供血，对交感神经、副交感神经是很好的锻炼，能促进全身的气血循环。北京汇通汇利技术开发公司董事长胡晓林，20 多年前罹患睾丸癌，治疗后曾又出现肺部转移，然后通过生活饮食上的重大调整，并通过逐步适应最多每天坚持 300 拜的跪拜运动，身体奇迹般地恢复了健康，转移灶也消失了。患者在家庭环境中进行跪拜运动，可不受季节天气等自然因素的影响，但初次进行这项运动时要视体况量力而行，缓慢地逐步增加跪拜次数，让机体有一个逐步适应的过程。我夫人由最初练习尝试受益，到现在一直坚持（见图 10.21），面对亲手绣成的观音宝像，每次跪拜后身心都感到非常舒适。

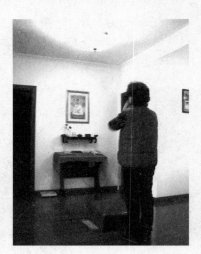

图 10.21

七、对生活饮食调整的思考

生活饮食调整，是改变生活的具体内容，关系到日常生活的方方面面。本章中仅是我们几年来深入领悟"331 康复指南"，吸收大量信息资料后摸索的一点体会，从认知到改变，从改变到受益，朋友们也许有更多好的方法和经验。也许有人认为这很复杂，很难实施、很难坚持，但实际上这些仅在一念之间，观念转变了，一切均将可能，这是康复的需要、健康的需要，它所产生的作用将是巨资医疗费用也不能达到的效果。

　　现在生态环境、人居环境、每个人的生理环境太令人担忧了,食物的安全性太令人可怕了,现代人面临的最大挑战是健康。居住在都市生活圈中的每一位朋友、每一个现代人,接受健康的生活理念,充分利用现有的社会公益资源,同样可以创造丰富多彩的美好生活,要有所放弃、有所付出,有"舍"才有"得"。这比落户到资源贫乏的边远山区,比迁居到水土不服、举目无亲、语言不通的域外生活更容易实现、更容易适应,更加美好舒坦。这不仅是肿瘤病人康复的要求,也是每一位寻求健康、希求长寿的人们都应接受的观念。

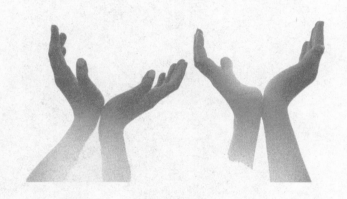

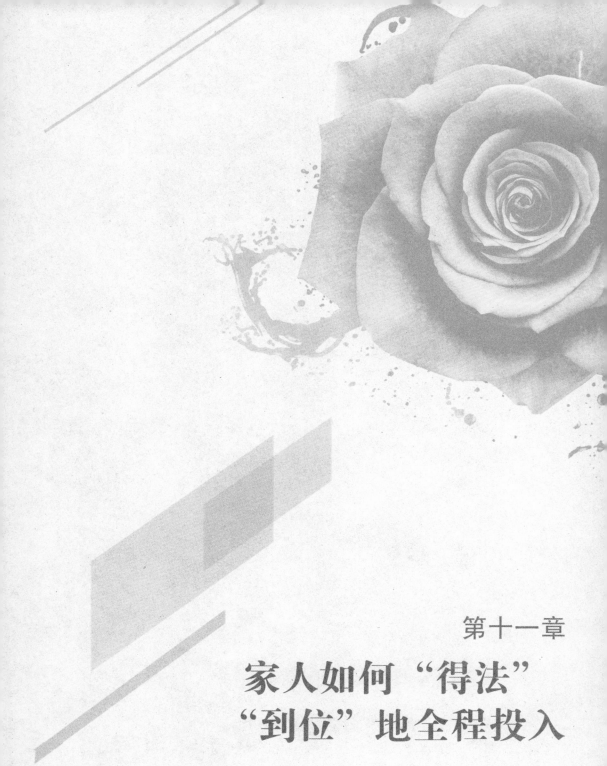

第十一章

家人如何"得法"
"到位"地全程投入

第十一章　家人如何"得法""到位"地全程投入

灾难降临,这既是患者的不幸,也是家庭的不幸,这是需要夫妻共同应对的一场战役。以乳腺疾病为例,在这场战役中,夫人是疾病的挑战者,要经受病魔的摧残、命运的考验,而丈夫是主导这场战役的决策者、指挥者、主要责任人,丈夫对待一系列问题的看法、态度、投入的精力,直接关系到这场战役的胜败,决定着妻子的命运。作为丈夫,这时要确立只要人在比什么都强,只要有百分之一的希望都要百分之百努力的信心。因此,在这场战役中,丈夫要有承担一切的责任感,要有忍受一切的大度胸怀,遭难不丧志。

一、如何帮助患者走出恐惧

灾难降临后的最初阶段,患者面临从天而降的灾难,首先是精神上的恐惧和悲伤,如何帮助患者走出恐惧,这是首先面临的难题。医学临床证明,患者不论是处于疾病的治疗期还是康复期,精神情绪的刺激是对患者最大的伤害,而且是即时就会造成。因此,在灾难降临后,稳定患者的情绪是除医疗以外,最最关键之所在。丈夫首先要把握住自己的精神状态,也许要经受着比患者更大的精神压力,因为所有的疾病信息丈夫是第一知情人,各种惊恐都要能承受住,同时还要善用第二张面孔面对患者。疾病信息要经过过滤,有的还要作技术处理才能与患者见面,慢慢释放让患者接受;对周边的负面信息也要严加把控,不得随意传播,防止对患者造成意外伤害。要引导患者尽快走出恐惧,振作精神,配合应对挑战。

英国作家弗农·科尔曼在所著的《心理的力量——隐藏的功能》一书中这样写到:"你的心理状态决定了你能够活多久,以及你的健康程度。虽然你的心理状态可能会杀死你,但它也可能会治愈你和保护你。当你生病时,通过利用心理的力量来支持身体中所含有的神奇的自愈机制,你能够摆脱疾病并最终取得康复。"

德国作家玛丽亚·桑德斯在所著的《穿越死亡》一书中介绍了一位患者应对死亡的心态,她被确认患了乳腺癌,癌细胞已经侵蚀到了她的骨头上。面对只能活六个星期的诊断,她顽强地与死神抗争,最终完全康复。她战胜癌症的秘诀是:"热爱生活,一切都有可能!""永远不要丧失信心!"

二、家人如何改变无知

西医学始祖培根说过:"人怎样才能长寿,这并非完全决定于医学,人对生理卫生的知识,也是最好的保健药品。"

中华医学会钟南山院士告诉人们:"获得健康的最佳途径莫过于把自己变成一个自我保健的专家。"

康复大师马修·曼宁说:"癌症和其他严重的身心疾病并不可怕,可怕的是人们对这些病魔的无知,要取得身心健康的成功,必须从观念、知识和行为三个方面下功夫。"

肿瘤学博士李金峰在他从事临床医学数十年发现:"无论在乳腺癌的诊断、治疗,还是术后康复方面,患者和家人在理解上都存在很多误区,这将直接影响诊断治疗的顺利,影响治疗及康复的效果。"

我们多年来的经历,使我深深体会到改变无知的重要。在未接触到疾病前,患者或家人对疾病的知识一般都是茫茫无知,这是正常的,但灾难降临后家人就必须要立即改变这种无知状态,以上专家的观点、忠告都充分说明改变无知对挽救生命的重要。所幸现在信息资源丰富,获取渠道很多,只要家人认真搜寻潜心领悟,总会有意想不到的收获,对疾病的治疗和康复都会起到十分重要的作用。这里介绍部分朋友们可以利用的信息资源。

1. 网络资源

这是现代社会最广泛、最快捷的信息源,可以即时解开你遇到的很多疑问,有的还有专家可以在线解答,搜索到的重要信息最好下载打印成纸质文档,逐字逐句领会,不过不能仅以某一信息定论,要对大量信息从不同角度进行综合分析。以下均是当年对我有过帮助的网站,在此表示感谢,供朋友们参考。网络发展日新月异,现在一定会有更多更好的网络资源可以帮助朋友们。

www.39.net	999 健康网
kf.120ask.com	有问必答健康网
www.caca.org.cn	中国抗癌协会
www.shcrc.cn	上海市癌症康复俱乐部
www.mysmzg.com	广东省生命之光俱乐部
www.njcaf.cn	南京癌友康复协会
www.jsbreast.org	江苏省人民医院侬友俱乐部
www.breastcare.com.cn	丹阳爱乳房——中国乳腺癌患者公益网
www.acs-nccu.org	美国防癌协会加州华人分会——开心俱乐部
www.cancer-tund.org	香港乳癌联席
www.tchappy.org.tw	台北市开怀协会
http://www.tccf.org.tw	台湾癌症临床研究发展基金会
http://www.breastcf.org.tw	乳癌防治基金会
http://www.ecancer.org.tw	癌症希望基金会
http://www.cancer.org	美国癌症协会

2. 纸质信息资源

书店、图书馆、医疗单位资料馆等,这些主要是以纸质为载体的信息资源,有网络不可替代的作用,能即时得到系统的、权威的、临床意义更强的有效信息。

三、怎样做到"得法""到位"

丈夫的责任,在这场战役中将经受充分的考验、得到充分的体现,不能以一般的常规思维来对待这样的突发性事件,当患者病情迫切需要时,要能舍得下一切,工作可以先放下甚至再选择,事业可以再开创,生命不可能有第二次,这时"舍"与"得"该如何把握,必须要作出正确决策。当年我悲痛之余认识到事态的严重性后,决意放弃了手中待研发的多项项目,全身心地把拯救病人生命作为今后探索的一个重要课题。有不少病例往往是因为患者丈夫最初的得失把握不当、心存侥幸、把握不住治疗的关键、不能接受"331康复指南"的思想指导治疗康复的全过程而错失良机，导致患者最后的不幸；有的家人就是医学医药方面的高级专家，却没有能突破临床常规，延缓和挽救亲人生命。此时此刻抗御病魔、挽救生命是当务之急，也是检验家人才智、能力和责任的时候。亲戚朋友的关心与帮助是很可贵的，但只能体现在一个时段一个方面，而全时段全方位地陪伴照顾病人、治疗护理，对病人的生活起居承担全部责任，特别是治疗费用的把控，这只有靠丈夫，任何人也无法替代，这就是责任感，这一点家人要十分清楚。

以上章节中与朋友们交流的本人的一些体会做法，仅供参考，所有信息、经验、方法都要经过朋友们自己的尝试、实践，才能为我所用、发挥作用。

能搜索获取到社会各方面的大量信息，这是你的能力。

能从大量信息中找到有益于你的信息，这是你的智慧。

能将有益的信息在患者身上体现效果，这是你的成功。

四、真情的力量

"真正的关心是健康的利器"，这是康复大师修马·曼宁的一句话。

一人患病对一个小家庭，乃至双方大家庭都是一个不幸、一场灾难，然而面对这场灾难，对大家庭中的每一位成员都是一次真情的体现，这可能关系到丈夫、子女，关系到双方父母、兄弟姐妹。我夫人的遭遇虽然已事隔多年，所发生的事情仍历历在目，永记心中。面对我们的不幸，他们没有指责埋怨，而是默默地、实实在在地帮助支持，谱写了很多令人感慨的感人事情。

记得当初A医生果断决定第二天就手术，事发如此突然，我知事态严重，当天下午不得不向她的哥哥姐姐们（及我在南京的哥哥姐姐）告知情况，大家获讯后当晚立即召开家庭会议，各家紧急安排好自家事务，联系好出租车，大姐、二姐、四姐一夜未眠，第二天凌晨即乘车一路疾驰，赶在上午手术前抵达医院，给即临手术的夫人送来亲情的温暖，夫人百感交集，感动不已。自夫人离开病房一直到再次返回的数小时内，三位姐姐不饮不食，一直坐在床边闭目祈祷默念，为妹妹祈求平安，这一场景令病房病区的目睹者都为之感动，传为佳话；她的哥哥嫂嫂随即也放下家里的一切，将在家用餐的两房孙子都安排回家，下午也一路乘车赶到医院，为配合治疗建立后方保障。她的哥哥是她家的顶梁柱，多年来与嫂嫂一道不辞辛劳，敬养着90高龄的老母，照顾着两个孙子的学习,维系着一个完整的大家庭。夫人历时近半年的八次化疗,是我们最最艰难的一段经历,每次化疗夫人都要经受一次生与死的考验,使我真正体会到 A 医生当时对我夫人讲过的一句话"你还年轻,给你药要用得重一点"对病人的真正含义。她的哥哥每次都带嫂嫂一道提前从老家赶到,在我们最需要的时候送来兄妹间最无私的关怀,真可谓雪里送炭,陪伴、调理,待药物反应趋于平稳后才匆匆返回;在夫人遭遇不幸的最初阶段,她的几位姐姐终日守护在床边,擦洗按摩,讲幽默说笑话,宽慰她,消除她的恐惧心理;在广州从事文化工作的四姐决然放下繁忙的公务,一再推迟假期,回广州后仍无时无刻不在挂念中,每天下班回家的第一件事就是通电话,半年中从未间断,凭着她的文学修养,每次通话时还巧妙地插上一段幽默,令夫人欣喜回味;大姐、二姐都是近 7 旬的老人,慈善持家,而且传下了母亲一手好的烹饪技艺,几次夫人因化疗后食欲迟迟不能恢复、体况下降我束手无策时,都能应我的求助即时安排好姐夫的生活,双双结伴赶到,给夫人的体况带来转机;夫人治疗期间,三姐一直承担着照顾老母亲的重要责任,恐生意外,无法亲身前来,每次化疗期间都是姐夫携着营养品和生活用品专程赶来;在南京的表哥也在繁忙的公务中挤出时间前来看望问候,千方百计寻求最佳治疗。

我的哥哥年已七旬,而且重病缠身,虽久居南京,但数十年仍与我保持着兄弟手足之情,闻讯后在嫂嫂的陪护下也赶到医院,并悄悄向夫人的住院账号上打入费用,在知我们要接受长期治疗四处寻房时,主动将闲置的旧房借给我们,凭着他久病的经历,还时时给我们提出医疗指导;在南京的姐姐姐夫正因老家的祖房拆迁奔波搞得身心疲惫,仍几次赶往医院问寒问暖送来生活必需品;家乡的姐姐妹妹也都心急如焚,想方设法提供支助,康复期的几年中都不时恰到好处地送来一些汤水营养品。

双方的小一辈知情后,也都热情问候,纷纷以不同方式给予关心和支持,有的专程赶来探望,有的还悄悄向我手机卡中打入话费,感人至深。在南京工作的女儿,一直为母亲的疾病揪心,在网上搞兼职资助母亲治疗,千方百计寻方问药,一次在网上搜购到一本境外治疗癌症的新概念书籍,一夜未眠,一口气看完,第二天一早就匆匆赶到医院,激动地对妈妈说:"妈妈,你有救了……"坐在妈妈床头一字一句地读给妈妈听,耐心宽慰母亲。

双方单位领导知情后,都亲自驱车赶来看望,送来组织的温暖和亲人般的问候,给在病痛中的夫人送来信心和力量。

所有这一切都汇成了一股强有力的家庭支持力量,夫妻之情、姐妹之情、兄弟之情、人间之情,可谓患难之中尽显真情本色。当初在病区里因她姐姐们每天都穿梭于病区病房,使病区里的护士医务人员也为之感动,连 A 医生也颇为感动地讲:"我们还没有见过像你们家姐妹这样地相互照顾的。"

五、负面的遗憾

每一个病患家庭在经历意外时,都会不同程度地经历一场真情的大考验,都会谱写出很多感人的诗篇,但社会是多元的、复杂的,人心是多样的,从我们与病友的交流中也反映出社会另一层面上的遗憾。这些遗憾可能会来自夫妇之间的正面打击、婆媳之间的摩擦怨恨、复杂的亲戚关系之间的矛盾,如应对不当,都可能会形成对患者精神上直接或间接的伤害,干扰治疗,甚至会延误病情,酿成悲剧。专家们讲:"受伤的情感比受伤的身体更为有害。"这些都需要谨慎提防,妥善避让,有时甚至要忍羞受辱,要遇难不丧志,一切以治病救人为重。

感谢伤害过你的人 因为他历练了你的意志

感谢欺骗了你的人 因为他增进了你的智慧

感谢羞辱过你的人 因为他唤起了你的自尊

感谢抛弃了你的人 因为他教会了你必须自立

感谢帮助过你的人 因为他给了你信心和力量

感谢自己 因为你坚强地经历了所有也成就了所有

六、圆满的回报

"不经一番寒彻骨,哪来梅花扑鼻香",经历了这一场人生的巨大挑战:

因为她们的坚强,与疾病抗争最终获得了成功

因为她们的意志,顶住了来自各方的负面打击和伤害

她们的成功,是对每一位曾为之付出爱心的善良人们最好的回报

她们的成功,也是对曾伤害、欺骗、羞辱、抛弃的负面作恶者的最好抨击

她们是最勇敢、最坚强,最可亲、最可爱,最令人尊敬的女性,永远受到人们的尊重。

下面是一位患者的再生感悟,借此敬献给天下每一位与疾病抗争获得成功的女性,以示敬意!

再生感悟

　　时光飞逝两年了,两年前的今天,意想不到的灾难降临在我的身上,降临到了我的家庭。我们知道了什么叫"晴天霹雳"和世界末日,我心中的天塌了,在经历了短暂的彷徨、绝望和伤痛之后,我们唯一的选择就是擦干眼泪、挺起胸膛、投入战斗:敌人就是可恶的病魔。

　　战斗是激烈的,我们的武器不仅是手术、放化疗、中药、营养等等,最重要的是坚强、毅力、信心和爱的力量,伴我走过了两年的再生之路!

　　今天我"两岁了",我很"富有",我有两个生日,一个是我的父母赐予的,一个是劫后余生老天赐予的,这个经历是我的财富。这种财富我要"贪婪"地拥有长久、"享用"百年。

　　为了这冲锋陷阵、来之不易的阶段性胜利,两周年之际,老公率一家老小、亲朋好友,捧着情、揣着爱,举办"再生"寿宴,看着点燃的蜡烛、听着祝福的歌声、带着老公爱的手链,我百感交集……真是两年康复路,两行悲喜泪。

　　因为感受到了疾病的痛苦,更深切地体会到医药对于病人的重要性,在看到别人有病时要及时地布医施药,帮助其恢复健康。

　　因为感受到了疾病的痛苦,由己及人,推而广之,升起对所有正在遭受病痛的人的同情与怜悯,而起慈爱的心。

　　因为感受到了疾病的痛苦,给家人和朋友带来了不少的麻烦,对于他们细致的照顾和关怀,而起感恩的心。

　　因为感受到了疾病的痛苦,想到越是在平坦的道路上,越要小心提防摔跟头;越是在安逸的生活中,越要反思自己的心,不使放纵。

　　幸福没有明天,也没有昨天,它不怀念过去,也不向往未来,它只有现在。

　　作为丈夫、家人,经历了这一场人生的巨大挑战,也许令你苦其心志、劳其筋骨、饿其体肤、空乏其身,但这正锻炼了你的意志,丰富了你的智慧,提升了你的能力,证明了你是一个称职的丈夫。你的付出是应该的,你的付出是必须的,因为你的真诚付出,上帝让你继续拥有一个完整的家,给予了你一个圆满的回报。每一位与患者一道穿越死亡的家人,经历了这一场血与火的洗礼,更知道生命之不易,真情之可贵。

　　下面是一位患者历经磨难后对丈夫的感叹,借此敬献给天下每一位忠诚陪伴夫人穿越死亡的丈夫,以示敬意!

老公的重要

我并不是个特别依赖他人的女人，在我生病之前，我曾固执地认定，没有老公，我一样活得很好，无论是工作、孩子还有其他，我都能打理得游刃有余，但是生病后，我突然发现我错了。

老公的好和重要，在病后的时时刻刻都体现得淋漓尽致。

因为有了他，我可以在知道病情的时候守着他流两滴清泪，至少是有人心疼的；在手术后，我可以躺在床上发号施令，至少是有人听指挥的；稚嫩的宝贝有人看管，至少是让人放心的；在我疼得难受的时候，可以任性地发泄一下，至少是有人理解的；在化疗后顶着光头上街的时候，可以拉着他的手，心是坦然的；因为有了他，所有的困难都有人分担，所有的崎岖都有人相伴走过，所有的希望都在两人的共同努力中越来越近。

生病的女人，因为有了老公，依旧是幸福的，不仅有幸福的感觉，同时还多了一份对幸福的珍惜，时刻告诫自己再也不能像从前那样，一边挥霍着幸福，一边有无边的抱怨。

因为生了一场大病，让我重新评点往昔的自己：居家自大狂，全世界的人谁都不敢惹，唯一敢欺负一下的，就是老公。所以真得感谢这场病，让我认清了自己的本相，力图修正过往的不是。当然我肯定做不到一夜间变得温情似水，但至少能在大声嚷嚷过后，很快反省，接着个小台阶，赶紧溜下来，再也不会做动不动就放脸三天的愚蠢老婆。老公很重要，所以，平日里可以一直坚持着在家以外的所有场合善待他人的我，其实最应努力善待的人是身边的他。有了这样的收获，也不枉我受了那么多的苦和罪；有了这样的收获，我可以和爱我的老公一起创造更多的幸福。这场病，岂不是太值了？

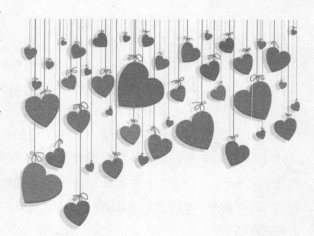

第十二章
美好的展望

第十二章　美好的展望

　　经历了一场特殊战役,跨越了第一个五年,如何规划第二个五年,如何畅想今后十年、二十年的新生活,宋美龄为我们创造了一个奇迹,创造了一个乳腺癌患者龄过百岁的成功范例。这个奇迹充分说明,一个人不管经历了多少磨难,遭遇过多少次疾病的摧残,人体内的自我修复能力是十分强大的,人体顽强的生命力是异常惊人的,我们每一位乳腺癌患者都应该树立信心、看到希望。宋美龄的奇迹也应是我们可望可及的愿景。宋美龄创造的这一奇迹,可以认为,她的康复途径符合了"331康复指南"所含的三方面要素,充分发挥了李金锋教授所讲精神情绪和家庭支持因素的积极作用,不可否认也得益于她晚年常居美国,拥有庄园式别墅调养生息的条件,这对一个常人来讲也许是天方夜谭、可望不可及。那如何选择一个有益于患者长期调养生息的生活环境? 北京科技工作者73岁的地质学家程恩华,20年前患重病后完全放弃大都市现代文明的生活,移居山野,自种自食,似乎也令常人不敢想象。但如果在现有都市生活圈里选择一个小桥流水、绿树成荫、紧邻公园绿化带的新居所应该是可能的。各地城市面貌的改观,公益事业普惠民众,这为每个患者调整选择一个有利于身心康复的居住环境创造了条件,只要我们改变观念,看淡功名利,居所不求豪华,只求简朴;不求气派,只求自然,这一切美好的愿景,即使是一个工薪阶层都是可望可及的,需要的只是观念的改变。我女儿在南京工作,三年前精心为我们在古城南京的秦淮景区选择了一套居所,空间虽然不大,但四室全明,功能齐备,室内设计简朴淡雅,古人曰:"室雅何须大,花香不在多。"只要心境坦然,情趣自在其中。窗外是绿树成荫、鸟语花香,房前是小桥流水、秦淮环绕,百步可达农贸市场,数分钟可达多处公园。记得有一位康复近二十年的患者轻松地告诉我们："我现在生活很简单,天天开心,每天是家庭、公园、农贸市场三个点。"这就是每个患者应调整的简朴自然的生态生活。清晨,在大诗人李白留下名句"三山半落青天外,二水中分白鹭洲"的古景公园内赏景漫步,在岁月永恒的明城墙下挥臂晨练,在湖边柳荫下的栈道上迎着晨风、赏着轻歌、迈着猫步、踏歌而行,身心灵得到最佳的融汇,这无疑是都市生活圈中最有益于患者康复的生态佳境;晚间,置身秦淮河畔的绿化景观中,明月高悬,退意漫步其间,又一幅"经幽花气聚,波定月光圆"的静雅意境,穿行中不时品尝历代名人留下的遗风古韵,水中不时有夜泊秦淮的龙舟伴歌驶过,远处隐隐飘来悠扬的萨克斯声,此情此景令人陶醉。

患者长期的康复,需要家庭的支持,需要我们家人不断的探索,更寄希望于医学上能有新的突破,创造奇迹。医学上的突破与其他学科一样,当某一学科的理论、方法达到近乎顶顶境界的时候,需要拓宽思维,接纳、融汇其他学科、领域的思想、精华,实现新的跨跃。西方医学是实验科学,在诊治多种疾病方面对人类、对世界发挥了十分巨大的作用,但在肿瘤疾病治疗方面似乎走入了迷惘。临床上用病因学理论无法解释的诸多问号、不解之谜、模糊语言,其中有不少可以从中国的中医学理论中得到启悟,从中医临床上发现其奥秘。中医学是思维科学,中华民族数千年历代名医的辛勤探索,亿万民众临床诊治的成功医案,汇集而成以《黄帝内经》为源头的中华医学宝库。相信我们中国的西医精英们一定会从中吸取到营养、引发灵感,中西互补方能相得益彰,在目前科学、医学雄厚的基奠下,实现肿瘤疾病治疗上的新突破。

回顾走过的五年,重温 A 医生的"331 康复指南",有宋美龄的成功范例,只要我们认清肿瘤疾病的本质,坚持不懈,不断总结提高,我们有信心迎接第二个、第三个五年。

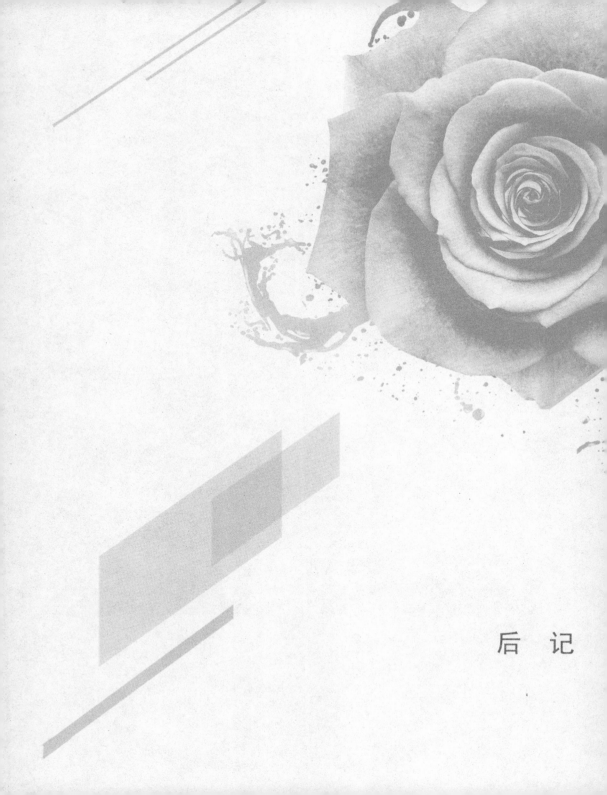

后　记

　　本康复手记仅是对夫人五年康复的一个小结,完稿于 2012 年,由于夫人当时存有顾虑,认为五年并不能证明疾病完全康复,因此接受夫人的意见,待走过第二个五年再予公开。现在终于走过了第二个五年,距完稿也相隔了五年,在这五年中临床对肿瘤疾病的诊治技术有了很大发展,肿瘤疾病的社会状况也有不少变化,但为了保持手记的真实性,没有对原稿作过大修改,作为一个走过十年康复的病例,保持它的真实面貌供阅者参考。

　　在这里要简作介绍和补充的是:在第二个五年中,基本是按照本书第六章中对康复期第二个五年的总体思路,牢记王水教授的"331 康复指南",以谨防复发转移为目标,以修复体内受损器官、恢复功能、增强体质为重点继续进行调理。将精神情绪调整始终保持在第一位,生活饮食调整保持在第二位,药物治疗方面:除征询多方的临床观点,三苯氧胺选用进口品共持续服用九年、补钙制剂配合阿法迪三继续服用外,没有其他用药,中药汤剂保持不定期动态调理。五年中未出现异常临床症状,体质表现出逐步改善,达到了预想效果,成功走过了第二个五年。

　　近年来,各类肿瘤疾病仍呈高发态势,严重危害到大众的健康和家庭的安定,这五年中双方亲戚中又有三例病患在痛苦中悲惨离世。这三例病患我们当时都曾善意推荐过,但表象好时均不以为然,古人讲"忠告而善道之,不可则止",确实我们还没有足够的底气。一例是一直依赖靶向药物维持表象,但终未跨越五年,这言中了靶向药物说明书中"使用至病情进展"的药效提示。一例是在治疗过程中曾有过较好表象,专家也认为状态不错,一时放松,生活又回归了以往,但很快就发现复发，一直依赖药物维持，终因全身表现出药物毒副反应而无法继续，也未跨越五年。一例是家人们被突发事件吓倒，未敢接受挑战，瞒着患者采取了放弃，仅仅依赖常规的临床药物维持，结果仅半年多时间就在痛苦中离开了这个世界。这三个病例都十分令人叹息，也反映了当前临床治疗上的现状，单纯依赖医学治疗的最终结果。医学已普遍认识到肿瘤疾病实际是一种生活方式病，不论是康复中的患者还是健康人群，防癌没有例外、抗癌没有休止符，关键是要顺应自然，纠正不适合自己的生活方式。

本康复手记希望能传递给肿瘤患者一个积极信息：王水教授赠予我们的"331康复指南"经过我们十年的亲自体验，证明是肿瘤患者重获新生的唯一选择，只要深刻领悟、得法到位、认真践行，生命仍然掌握在自己手中。一个当年被界定为高危复发转移，而且 HER 肿瘤基因呈阳性，出院报告中嘱咐要继续使用靶向药物的肿瘤患者，在"331 康复指南"的指导下，坚持精神第一、生活饮食调理第二的观念，抑制住了 HER 肿瘤基因的异常表达，十年康复期内未再次使用靶向药物，保持住了体况的稳定。这为我们跨越第二个、第三个十年树立了信心，具有积极的临床意义。

编者

2018 年 1 月

附　录
有关书籍